女人愛自己，從調養氣血開始

簡綉鈺老師寫給妳的**健康使用手冊**

實證派抗病理療師
簡綉鈺——著

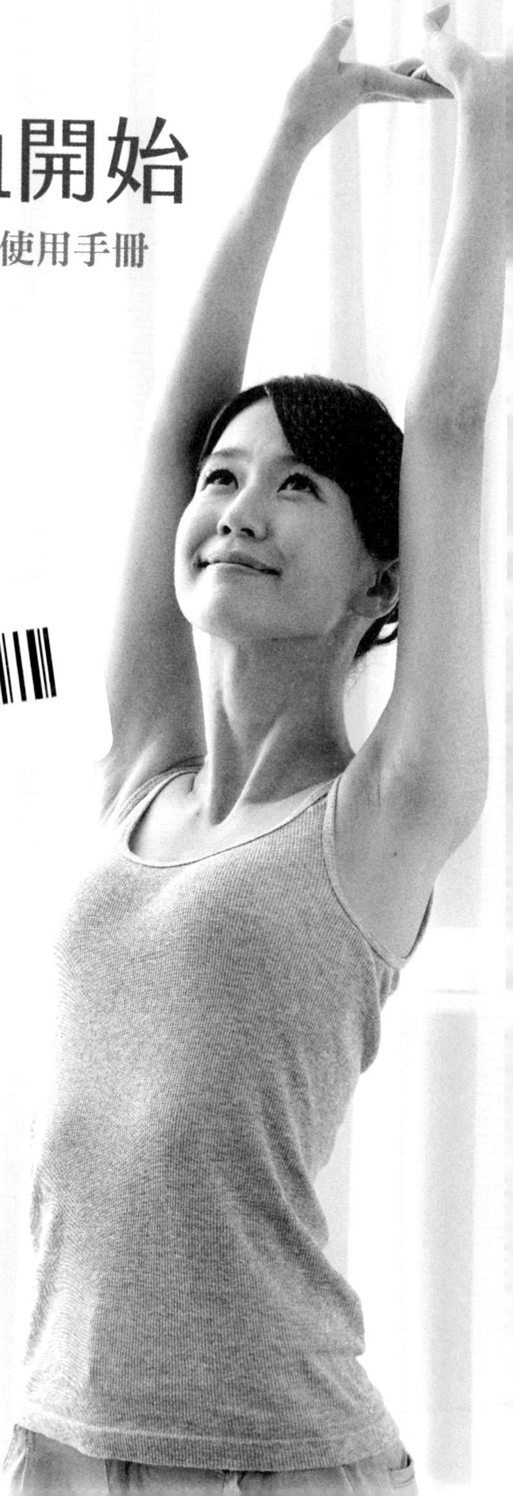

自序

女人，你想精彩自在活一生嗎？

二〇一五年，日本AV女優登上臺北捷運悠遊卡事件引起廣泛討論時，當時擔任悠遊卡公司董事長的戴季全如此回應：「發行波卡是照顧男性同胞的權益。」

活在這個社會裡，女人，你會期待男人時時刻刻將你放在心裡，事事在乎你，為你爭取權利嗎？我建議你，覺醒過來吧！天底下不是沒有好男人，只是好男人可遇不可求。與其被動等待，不如積極規畫、經營自己的人生。

女人有很多的潛力及很好的能力，但是你還是得要自立自強！如果想要活出生命力，你得要先有健康的身體，這是最基本的條件。我鼓勵女人在「擁有健康」的這件事情上，要有更大的自覺和自決，並且積極努力蓄積能量。

當出版社邀請我再寫一本有關健康的書時，我回應道：「我對女人的需要比較有深刻的感受。」這樣的使命感，不只是因為身為女性更了解女人的需要、處境和艱辛，此外，我也深刻意識到女性的健康對家庭幸福的重要性。

一個成功的男人背後，必定有一位偉大的女人，沒有什麼力量能推翻這句話的真實性。男人也許通常是家庭的經濟支柱，但是決定子女幸福快樂的，通常是媽媽！

遺憾的是，很多媽媽的身體並不太健康，活得也不甚快樂。不快樂的媽媽如何教養出快樂的孩子？不能快樂活在當下的人，怎能對未來有長遠的憧憬？生活中怎會有衝勁與動力呢？

很多女人的不快樂，源自一個潛藏的因素：掐制華人數千年的「男尊女卑」意識，像是緊箍咒潛藏在很多人的意識裡而不被察覺。男人普遍有「男尊女卑」的意識，即使他不承認，但他的思維或言行舉止，在在都揭露了他的潛意識型態。而女人呢？你的潛意識是否也被「女人無才便是德」、女人當守三從四德……等「古訓」給框住了？

女人要自強，也要自覺和惕勵，若不積極擺脫這種封建遺毒，爭取活出精彩人生的空間，卻天真憧憬著一場浪漫婚禮後的幸福快樂，那就注定哀怨愁苦的被婚姻枷鎖綁住，而找不到屬於自己的出路。

生活紊亂沒有條理的人，很少擁有令人快樂滿足的機會和權利！沒有快樂滿足滋養的心靈是貧瘠的，情緒容易焦慮不安、起伏不定。心理不健康了，生理也會跟著大受影響，諸如氣血不順、渾身不適乏力、睡眠障礙、食慾不振、免疫力下降、新陳代謝變差……等等。

情緒如何影響健康呢？中醫說，（過度）怒傷肝、（過度）喜傷心、（過度）思傷脾、（過度）憂傷肺、（過度）恐傷腎。這些聽起來似乎有點玄，不容易理解，那麼我們就來檢視一下一個人的情緒起伏變化時，會有什麼反應吧！

生氣發怒的時候面紅耳赤、血壓上升、心跳加速、頭痛頭脹。

驚恐慌亂時腦袋空白、掌心冒汗、雙腳顫抖，甚至屁滾尿流。

焦慮愁苦時坐立難安、輾轉難眠，了無食慾。

失意沮喪時垂頭喪氣，全身乏力、提不起勁。

興高采烈時手舞足蹈、意氣風發，過度興奮有時還會樂極生悲。

反之，心平氣和時思路清晰，神清氣爽。

偶爾的情緒激動、起伏不定，就會讓一個人的氣血循環波動，久久才能平息下來。如果身體常常受到這樣的干擾，可想而知會產生怎樣的後遺症！頭痛、肩頸僵硬、失眠、心悸、腸胃不適、胃酸逆流、便祕、容易感冒……，症狀說也說不完。這些都還只是「有感」的不適，還有一些我們不容易察覺到的傷害，像是五臟六腑的功能下降、自律神經失調、免疫力下降……等，這些可都是全面性的傷害喔！

《聖經》箴言第17章22節這樣說：「**喜樂的心乃是良藥，憂傷的靈使骨枯乾。**」這和中國醫學經典《黃帝內經》的說法：「怒傷肝、喜傷心、思傷脾、憂傷肺、恐傷腎。」不謀而合啊！

情緒波動對生理的影響甚大不容置疑，它的殺傷力還不只於此，當你情緒激動起伏不平時，還能正常思考嗎？還有與人溝通的能力嗎？還能顧慮到周遭環境的變化而隨機應變嗎？

不！不！不！如果管理不好自己的情緒，虧損何其大！所以要常常提醒自己，盡量不要讓別人的言行牽動自己的情緒，以免用別人失常的言行「欺負」自己的身體，這樣子虧損的是自己的健康，甚至影響到自己的人際關係，實在太不值得了。

當你情緒起伏不定時，記得遠離「戰場」，轉移注意力，找個地方鬆弛自己的身心。站立伸展身軀，或找個地方躺下來，專心做我在網路課程鬆筋操的「全身伸展七招式」，盡情舒展你的身軀。（這樣的轉移動作有時需要勉強自己，那就勉強自己吧！）十幾分鐘以後你會發現，你的筋骨舒活了，心胸也開闊了。就是要這樣善待自己，不要讓別人干擾你的情緒，奪走你的快樂。

發怒過後，為了消除肝氣鬱結後遺症，做了「全身伸展七招式」後，再用滾棒好好滾下肢，特別是內側的肝經，用按摩器按摩右腳中段肝臟反射區，用敲敲樂敲打背部，這樣讓全身舒通了，心情也會跟著開朗舒暢。

上述動作並不需要花太多的時間，養成天天鍛鍊的習慣後，你會發現這對你的情緒和健康有極大的幫助。特別是伸展操，伸展的幅度會越來越開展，對強健筋骨和暢通經絡幫助甚大。

還有，一定要偶爾單獨和好友出去透透氣，做自己想做的事，這對穩定你的情緒也有很大的助益。你是家庭中的重要角色，但這並不表示你的家人時時刻刻都離不開你，也不代表你就不能擁有自己的生活！

聰明的你，學習做個自主而快樂的女人吧！

目錄

第三篇　女人辛酸知多少？

第四篇　女人一定要懂的調理觀念

第五篇　婦女疾病自我調理

第六篇　阿嬤的育兒經

第一篇

愛自己，從「心」做起

- 婚姻絕不是兩情相悅就夠了
- 做個有智慧的女人
- 用心思考讓你更幸福
- 穩定你的情緒，讓你更健康快樂

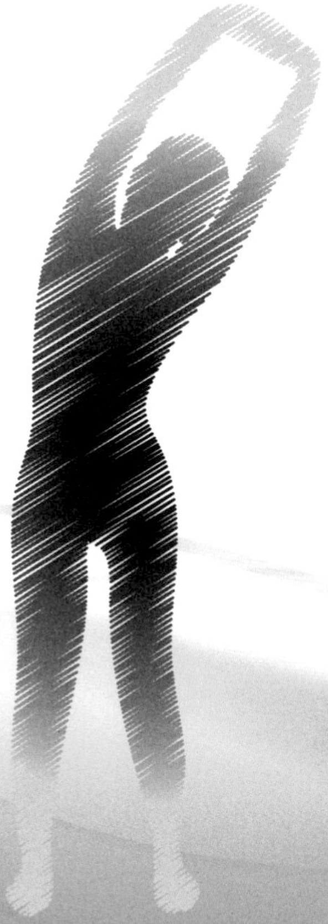

婚姻絕不是兩情相悅就夠了

下面是一位未曾謀面的讀者寫給我的一封信：

老師：

我生了小孩之後，小孩的事都由我一手包辦，即使生理期很虛弱，先生也不會主動幫忙。

唉！是嫁錯人了嗎？

時日久了，小孩只要我不要先生，小朋友沒有睡著前，我完全無法離開他，我只要一溜走，他馬上狂哭。假日請先生帶小孩出去逛逛，又因為小孩只要我陪，我完全無法抽身，先生也樂得在家看報、看電視。

生活在這樣的壓力之下，讓我開始有了便祕的困擾。為了便祕問題，我每天得花二十至三十分鐘蹲廁所。

每當假日想好好休息一下，買個便當裹腹，但一來因為住得很近的公公隨時會來查勤，二來公婆常拿一些食材給我，如果我不煮飯，他們就會知道我讓他們的寶貝兒子和孫子外食，我還是得照三餐煮，搞得比上班時還累。

總之，我的生活的確很緊張，有時想想，還真想恢復單身啊！

我真的要學習如何不理會公婆的意見，大聲的對他們說：「您們的兒子不會幫忙，我只有一個人二隻手，沒辦法做那麼多事！」或許這樣我會比較輕鬆一點吧！

先生的部分，婚前沒睜大眼，現在，我就學著睜一眼閉一眼吧！

或許我得對他們殘忍一點，才能對自己好一點……

我將這封信呈現在這裡，是因為它不是單一案例，而是周遭經常發生的普遍現象。信中所吐露的，是許多對婚姻懷著浪漫憧憬，卻又在婚姻裡失寵，孤苦單挑婆家重大壓力的女性的無助與無奈。

許多女人的孤苦無助，是因為男人的無知與自私，以及女人自己進入婚姻之前的過於天真。男女婚前對婚姻裡的角色扮演和責任，如果沒有足夠的認識，加上對彼此的了解不夠深入，婚姻觸礁的機率就會相對提高。

有一位朋友與男友相戀十年後，終於得到父親的首肯，可以有情人終成眷屬。不料一年多之後，她決定離婚。

我請她先理清自己對婚姻的期待是什麼，然後去了解先生為什麼要娶她為妻。

隔天她告訴我，她老公娶她的原因，是因為把心愛的人娶回家後，就可以天天看到她，然後安心的去打拚事業。這是多麼本位、多麼自我的思維啊！它可是出自一位學有專精的高知識分子喔！

所以，朋友的老公經常加班加到八、九點，而朋友下班後不但得煮晚餐、獨自和公婆用餐，還得陪兩老看連續劇，幫這兒痠、那兒疼的婆婆敲背按摩。

當妻子臭著一張臉等著老公回來關懷安慰時，他卻不發一語，只是在心裡嘀咕著：莫非「結婚是愛情的墳墓」是破解不了的魔咒？

男人想娶妻回家「欣賞」換得安心，女人卻落得到別人家當無償的女傭，這是多少婚姻的寫照啊！

我也曾經走過類似的漫長黑暗期。

我的丈夫是一個非常善良的好人，我朋友的先生也是。但是，一個好男人和一個賢慧的女人住在一起，未必能成就一段幸福美滿的婚姻。

我如果不是後來陸陸續續去上過相關課程，補修「婚姻學分」，如今我和老公的關係也可能和周圍許多同儕一樣，老公提到老婆就撇嘴轉頭，老婆談到老公就咬牙切齒或傷心落淚。

婚姻絕對不是避風港，而是培訓航海員的大海。

有時風平浪靜，你可以好整以暇，悠閒的欣賞遼闊的藍天碧海；有時波濤洶湧，你腳步踉蹌，撞得頭破血流還找不到可立足之地；有時驚濤駭浪，船身騰空傾斜，嚇得你魂飛魄散，差點想跳海算了。

你不能預測在婚姻裡會遇到什麼狀況，你只能預備自己具備經營婚姻的能力！

婚前修足夠的婚姻學分，婚後耐心度過磨合的過程，加上兩個人願意不斷學習、成長，願意放下自己的某些成見，改變自己的某些習慣，願意在乎對方的感受、需要而調整自己既有的觀念與做法，如此，婚姻才可能幸福美滿。

婚姻絕對不是「兩情相悅」就夠了，也不可能像婚禮那樣浪漫愉悅。婚姻，是一場永遠打不完的仗，然而配偶並不是對手，而是合夥人！需要兩個人同心同行去面對兩人的原生家庭、彼此價值觀的衝突、生活習慣的差異，以及經濟、人際、兒女教養……等等層出不窮的問題。要透過不斷的磨合、學習、成長，持續的相互尊重、扶持、體諒，才能逐漸調和彼此間的差異，讓婚姻生活漸入佳境。

沒有經過訓練的新兵，在戰場上成為砲灰的可能性絕對比老兵來得高！沒有被教導怎麼當丈夫、妻子，進入婚姻後要如何扮演好丈夫、妻子的角色？如何經營出幸福美滿的婚姻？這麼簡單的道理多少人懂了？這麼重要的課題，學校教育什麼時候開過課了？而我們一代又一代繁衍，一直非常重視傳宗接代，卻怎麼沒想到更重要的是，如何傳接出懂得經營婚姻和人生的宗代呢？

有一次在教會裡聽牧師講道，他說，現代婚姻關係可分為下列幾種：水乳交融、水火不容、不冷不熱、忽冷忽熱、水深火熱，聽得我心有戚戚焉，感觸良深。

誰不希望自己的婚姻關係是水乳交融？但是若沒有深入了解男女在生理和心理、情緒、思維、處事觀、人生觀……各方面的差異，若不能學習接納配偶的性格、興趣、生活習慣……和自己所期待的落差，那麼，「幸福快樂」將遙不可及。

牧師講道時說：「根據統計，臺灣的婚姻中，水乳交融的占十分之一。」

啊！婚姻果真是愛情的墳墓嗎？

牧師又說：「不冷不熱、忽冷忽熱的婚姻占絕大多數。」

唉！雞肋式的婚姻，食之無味，棄之可惜，在這種婚姻裡掙扎躊躇的人何其多！

而水火不容、水深火熱的婚姻呢？牧師說，比例是水乳交融的好幾倍。

聽了牧師的這場講道，我的情緒起伏好幾天，腦袋跑了好幾天「馬拉松」。

我和老公婚前沒有機會修習婚姻必修學分，婚後磨合得很辛苦。後來我不斷去補修學分，對婚姻有正確的認知後，慢慢修正自己的心態和行為，婚姻關係改善了一些，老公也願意陪我一起去上課（雖然那已是磨合了十幾、二十年後的事了），我們的婚姻才漸漸進入倒吃甘蔗的階段。

我的兒女們準備進入婚姻之前，都先和他們的另一半一起上了一系列的「婚前輔導」、「夫妻溝通」等課程，讀了許多兩性彼此了解、相處之道的書。

懷孕後兩人一起上「準爸媽」課程，一路不停學習成長。父母成熟了，婚姻生活愉快，養兒育女的能力提升了，下一代才能健康快樂的成長。這種高「報酬率」的投資，竟然一直都沒有列為我們學校教育的重點，這種缺乏深耕和前瞻的國民教育，讓臺灣的百姓付出了多少代價呢？值得大家深思啊！

做個有智慧的女人

提醒未婚女性，正視「婚姻」這門課程，進入婚姻之前用心修習它。

建議正處在不冷不熱或忽冷忽熱、水深火熱中的女性朋友，先救自己再救別人——包括你最寶貝的孩子。

怎麼救自己？跟先生協調，兩個人分擔帶孩子的責任，不一定要平均分擔，斟酌情況請先生擔負部分責任，例如假日的半天或週間的一個晚上，讓自己可以完全休息或自由安排時間。如果孩子太黏媽媽，那就從一個小時開始，慢慢訓練孩子和爸爸相處。

很多媽媽之所以會兵疲馬困，累得人仰馬翻，都是因為事必躬親，否則就放不下心。我自己也是經過很長的自我學習、操練後，才慢慢學會放手、放心的。

記住！孩子是兩個人的寶貝，帶孩子也是兩個人的責任和享受！不要搶走丈夫當爸爸的權利和責任！（請了解我真正的意思。）

學習放心、忍心，學習放手。

放心把孩子交給他的爸爸，忍心讓孩子哭一陣子，放手讓老公去學做爸爸。否則，最後只會把自己累垮，把婚姻拖垮，把夫妻關係和親子關係都搞砸。

至於和公婆的相處，要學習跟他們溝通，理清彼此的界線，盡你當盡的責任後，自立自強，不要讓他們越界干預你們的生活，影響你們的夫妻關係。如果公婆不明理，你做牛做馬服侍他們一家人，他們還不見得感激你！

學習做你老公的太太，而不是他的傭人，你嫁的是「老公」，不是別人家長不大的「兒子」。

以上這些建議付諸實行時，往往都是要經過一段近乎掙扎的學習過程，但因為它是必要的、重要的，且是有「高報酬率」的投資，值得你付上代價。

建議參加成長團體，不要孤軍奮戰。

用心思考讓你更幸福

談身體的健康之前，為什麼要跟你談這麼多的「題外話」呢？那是因為：

思想↓行為↓習慣↓命運

我們的行為顯現我們內在的思想，觀念思想若沒有對焦在正確的目標及價值觀上，我們的行為往往就會出現偏差。就像一個人搭上了一輛與目的地背道而馳的列車，車子跑得越快越遠，你就越無法抵達目的地。

你的人生目標是什麼？你決定如何經營婚姻？這是你必須優先思考的問題。期望生活無虞、家人同甘共苦而關係和睦、人人快樂幸福、身心靈持續成長，還是老公賺大錢、我當貴婦，居豪宅、享名利，兒女就讀名校光宗耀祖？

思想主導行為，不同的人生目標會帶出不同的人生百態。所以，你要理清你的人生目標，理清你對婚姻的期待，然後對準目標而籌謀策略，向前邁步。

思想是「種子」，行為是「果實」，你不能種一顆芭樂樹而期待它長出蘋果，來滿足你的期待。

行為和習慣又有什麼關係呢？

習慣是行為累積出來的，是許許多多相同的行為，累積成的無意識重複動作。

有一次到朋友家作客，讀國中的兒子惹怒了他老爸，被K了一頓後怒氣沖沖的甩門離家而去，被他老爸叫回來再訓一頓。不久後郵差來按門鈴，朋友開門領了包裹進來，關門時也是「砰！」的一聲巨響，和他兒子的力道不相上下。但朋友完全沒有察覺，他關門的聲響已經驚嚇到我們了。

不斷累積的行為會形成不自覺的習慣，而一個人的命運是受到習慣所影響及引導的。女人的命運並不完全取決於夫家的人怎麼對待你，而是決定於你自己預備怎麼進入婚姻，以及怎麼經營你的婚姻。婚姻不幸福的女人，生活備嚐艱辛，健康往往也會跟著亮起紅燈。

所以，女人啊！你要先了解自己在婚姻裡的角色，預備自己怎麼承擔你的責任，並且常常查驗、調整自己的言行舉止，理清你經營婚姻的策略和心態。

穩定你的情緒，讓你更健康快樂

過去，我們把婚姻中的「睜一隻眼閉一隻眼」解讀為「無奈的忍氣吞聲」，現在開始，將它定義為：**我睜眼認清你和我的不同，我閉眼接受你無法改變的事實，我睜大雙眼去尋覓我可以發展自我的空間。**

記得，影響你命運的因素很多，但是，最大的因素是你自己！

有一位男士苦苦寫情書追求心儀的心上人，情書卻石沉大海。

鍥而不捨的癡情男，有一天突然接到心上人的一封信，他喜出望外，迫不及待拆開信封，掉出一張Ａ４的白紙，上面沒有半個字，中間卻戳了一個洞。

癡情男拿著那張戳了洞的白紙詢問朋友，有人馬上澆他一盆冷水：「人家對你沒意思，看破吧！」

旁邊卻有人發出不同的聲音：「人家是暗示你要突破！不要只會寫情書，要有一些積極性的行動。」

「看破」與「突破」，雖然只有一字之差，然而一念之轉，兩樣人生，不同命運。態度決定高度與深度，雖然付出的代價會不一樣，但結局一定大不同！

不同的人生態度，不同的光景，不同的命運。

你選擇哪一種？

第二篇

氣血暢通是健康的根本

- 找對病灶，別再受煎熬
- 氣血充、氣血通，身體就會健康
- 提高體溫促進氣血暢通
- 氣血暢通無阻到底有多重要？
- 阻斷氣血循環的因素

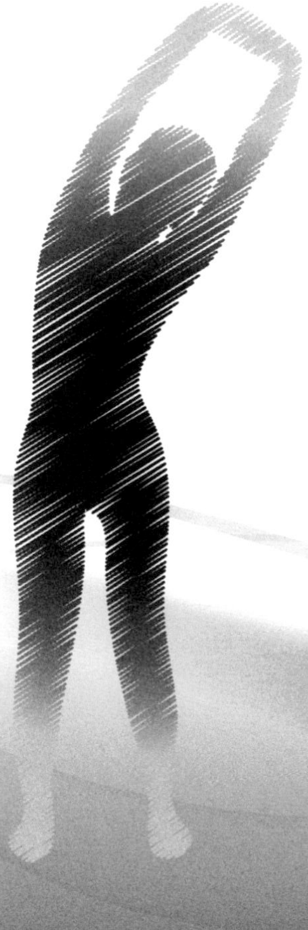

找對病灶，別再受煎熬

遇過許多罹患乳癌的婦女，沒有一個不是長期經歷經前乳房脹痛的煎熬，但醫師都告訴她們，說那是月經來前賀爾蒙變化的正常現象，不必擔憂。絕大多數的女性朋友就這樣信以為真，認命的長期忍受經前乳房脹痛。

接下來呢？

很多人的乳房長了纖維囊腫，經過一次又一次痛苦的追蹤檢查，不是忍痛切除良性腫瘤，就是痛不欲生的切除乳房、淋巴，其中有非常多的患者被迫當了幾年的「抗癌鬥士」後，相繼飲恨赴黃泉。

經歷過乳房脹痛的婦女，你可曾這樣質疑過：如果經前乳房脹痛是賀爾蒙作祟，那麼從初經到開始出現乳房悶脹，通常經過至少十年以上，這十年間女性為什麼不會因為賀爾蒙作祟而出現經前症候群？

再者，所有經前症候群都是經過悶悶的、悶脹、脹痛、劇痛的漸進過程，同樣是賀爾蒙使然，又為何會有上述的差別？

又如果是賀爾蒙使得女性的乳房脹痛，為什麼不是所有的女性都會出現經前症候群？難道賀爾蒙會選擇性的「偏心」待人？

這是身為醫師應該探討、給答案，女性應該質疑求真相的，不是嗎？

事實如何呢？

每當我瞥見女性朋友的一雙腳背出現浮腫反應，我就會問：「請問你月經來前，乳房是不是會悶悶脹脹的？」

如果腳背浮腫反應嚴重，那麼乳房就會是脹痛的。有人兩隻腳背浮腫的程度不同，我還能指出她哪一邊的乳房脹痛得比較嚴重，這樣的「鐵口直斷」幾乎沒有失誤過。

我曾看了一位親戚的雙腳之後，勸她就醫檢查乳房，結果檢查出兩顆超過一公分大的纖維囊腫。我教她靠著按摩一雙腳疏通全身的氣血、經絡，逐漸改善嚴重的經前症候群。三個月後她脫胎換骨般的，變成一個體態輕盈、神清氣爽的人，兩顆纖維囊腫也完全消失了。

像這樣透過按摩而使健康得到改善的案例不勝枚舉。但是臺灣女性罹患乳癌的比率卻不斷攀升，這個事實一直讓我非常心痛難安。

最近一位讀者因為胃酸逆流，連續吃了八個月的西藥卻病情依舊而來找我。我用自己設計的滾棒幫她推了大腿的胃經後，她馬上明顯感覺胸腔舒坦多了。往後她天天做伸展操和推滾大腿動作，從此她的宿疾不藥而癒，再也沒有出現過胃酸逆流的症狀。

她為了胃酸逆流而來找我，我看了她的一雙腳後，卻判斷她有經前乳房脹痛症狀，提醒她當心罹患乳癌。她驚訝的說：「辦公室近幾個月已有三位同事罹患乳癌，使得大家人心惶惶，不知所措。」

我隱居鄉野樂在有機農作數年了，年逾花甲，論年歲與興趣，田園是我的天堂，但每每來到我面前的人卻不斷提醒我：我的責任未了。

於是，我動筆寫了這本書。

氣血充、氣血通，身體就會健康

女人，只要你想要健康起來，你就一定可以健康起來！

想要身體健康其實不太難，只要具備氣血充、氣血通兩個要件就可以了。

一個工廠必須有足夠的原料和通暢的生產線才能生產產品。氣血充足，就像工廠有足夠的原料；氣血通順，就像工廠有流暢的生產線，二者缺一不可。

一條河流若是源遠流長、河水充沛，就能灌溉滋養大地，能供給航行輸運，能調節氣候水資源，能養育蒼生百姓，能孕育飛禽走獸，能繁茂花草樹木。即使有時天旱雨稀，河流水位下降些，但都還能照常發揮它的眾多功能。

同理，氣血充足的人，他的生命力旺盛，能胸懷壯志、前瞻遠眺，能禁得起生活中的壓力，能承擔得起生命裡的挑戰，即使遇到挫敗艱難，仍有精神體力面對。

想要氣血充足，除了要有均衡且足夠的營養之外，氣血通順也是必要的條件。所以，氣血充、氣血通二者其實是相依相輔的。

先說說氣血通順是怎麼一回事。

身體像一個封閉的水域，彎彎曲曲的河流連結著許許多多的湖泊和池塘，五臟六腑就像湖泊、池塘，而經絡、經筋、神經、血管、淋巴……等管道就是河道了。

河道如果暢通無阻，湖泊、池塘裡的水就會清澈，整個水域活水流暢沒有受到污染，這個水域就會是個充滿生命的活水域。

氣血通順，說的是所有在身體裡流動的物質（血）和動力（氣）通順而平衡。

氣血在體內運行，常常會因受到各種因素而失去平衡通順。外感風邪、寒邪、濕氣，或飲食不節、不潔導致腸道阻塞，或突然受到外力撞擊阻斷氣血的通路，或情緒過度高亢、沮喪，或長時間姿勢不良（形不正、氣不順），或動手術後遺症、吃藥產生的後遺症……等等，都會導致氣血不通。

氣血一旦不通暢，第一個反應就是不舒服、疼痛，這就是所謂的「通則不痛，不通則痛」。

氣血通順不通順，自己感覺得出來，但是，現代醫學儀器能幫你測量得出來嗎？

且看這個案例。

許許多多和她類似情況的人，整天渾身不舒服，看遍大醫院、小診所都查不出原因，最後被冠上「亞健康」的名號後，就被「歸類存檔」擺在一邊了。現代醫療對「亞健康」束手無策，但有中醫學思維者，一眼就能判斷出病根在哪裡，可能出現哪些症狀。

她莫約三十歲，透過眼鏡後的黑眼圈和走路的神態，我讀出她的身體透露出來的訊息：「你隨時都覺得很累，腦部缺氧，睡眠品質不好，淺眠多夢易醒，睡再多都覺得沒睡飽。腸胃不好，排便不順暢，腸胃容易脹氣。冬天四肢冰冷，夏天不流汗，新陳代謝差，免疫力也差。不愛運動，因為走起路來腳很沉很困。」

我說到此，不好再說下去了，她一臉苦笑：「你說的全都對。」

「但是醫生都說你很好，你沒病，對不對？」我說。

「沒錯！我已經不知道還可以看哪一科了。我上班時常常覺得很不舒服，全身無力，很多時候幾乎無法工作。」

簡單來說，她長期不愛運動，外食又愛吃不健康的零食，以致氣血阻塞不通暢，就像河道裡的水流緩慢，處處淤塞，導致她的每個器官組織細胞都長期缺氧又營養不足，運作功能差，廢物廢水無力代謝出體外，也沒有足夠的元氣消化吸收她吃進肚腹裡的食物。惡性循環的結果，就出現眼前的她，臉部和下肢明顯浮腫，說話有氣無力，兩眼無神、睜不開眼。

我先為她按摩右腳後，請她下來走一走，體察一下身體有什麼感覺。她說身體一邊輕鬆、另一邊重重的。我再請她去照鏡子，她和陪同而來的友人都驚呼：「半邊臉頰明顯消腫了！」

「道理很簡單，透過足部按摩，能在短時間內有效暢通你全身的氣血，就像把淤塞的河道好好攪動一番，讓水流能通暢流動一樣。」

她按摩過一雙腳，等於將全身的每個部位都攪動一番了，她感覺全身輕鬆舒服多了。日後她要做的，就是持續不斷的用**提高溫度、震盪、放鬆和伸展、啟動自癒力按鈕**等方法，促進氣血的循環，使全身的組織器官慢慢恢復健康。

我們一旦理解疼痛是怎麼造成的，也就懂得該怎麼消除疼痛了，那就是**讓氣血暢通無阻**。

怎麼讓氣血暢通呢？就從日常生活談起吧！

冷得打哆嗦時會全身緊縮，嚴重時甚至會肌膚發紫，表示血液循環變差了。若及時多穿些衣服，吃一些熱騰騰的食物，或是泡湯、洗熱水澡、烤火……等等，很快就會通體舒暢，讓皮膚恢復正常顏色了。

在戶外感覺寒冷時，我們會很自然的原地跑步、抖動全身，不久後就感覺不那麼冷了。寒冷的冬天裡，我們喜歡在戶外曬曬太陽，暖呼呼的太陽讓人肌肉筋骨不再緊繃，感覺全身舒舒坦坦的。

此外，跑步、跳躍、做操、打球等所有的運動，都會讓人全身發熱，甚至汗流浹背，能促進氣血循環，提高新陳代謝。

由此可知，**提高體溫是促進氣血暢通的先決條件**。

提高體溫促進氣血暢通

提高體溫能促進氣血循環，那麼，有什麼是跟上述動作反其道而行的呢？吃冰、喝冰水、冷氣吹得過多過冷。吃冰是把寒涼送進五臟六腑裡，冷氣吹過多或過冷，是讓寒氣透過皮表肌膚毛細孔侵入體內，由淺入深逐漸傷害身體。二者對健康來說都是「開門揖盜」之舉，非常不智。

中醫師常常苦口婆心勸誡病人不要吃冰，言之有理。冰吃得越多，滯留體內的寒氣越重，氣血堵得越厲害，是招來身體不舒服、疼痛、疾病的「元兇」。

吃冰容易造成氣血循環變差，新陳代謝下降，此外，飲食如果不節制，吃太多而運動太少，吃太多的人工合成甘味劑，體內囤積過多廢物毒素，都會造成氣血不通。

我小時候學到的知識，正常體溫是攝氏37度到37.5度，但是現在醫師告訴我，一般人的體溫是36.5度，若小孩感冒時，體溫升到37.5度就是發燒了，要吃退燒藥！但很多懂得養生而且很健康的人，都一直保持37.5度的體溫啊！體溫攝氏36.5度是「正常」還是「平常」呢？這件事值得商榷。

運動過後心跳加快，氣血循環更暢通，血壓升高、體溫上升，這都是好現象。經常運動的人上述指數通常會高一些，這是健康的徵兆（血管壁硬化導致的血壓高除外）。

國人的體質越來越不好，生病的人越來越多，疾病的多樣性也越來越嚴重，這些現象都和國人愛吃冰冷、怕流汗、不愛曬太陽脫離不了關係。

提高體溫是促進氣血循環通暢的條件，那麼，除了上述的動作之外，還有什麼方式能提高體溫呢？

一、震盪

當我們裝在容器裡的東西卡住不動時，我們會敲打幾下容器，好讓裡面的東西自然調整位置而鬆脫。此外，當我們把麵粉或糖等顆粒狀食物裝進罐子裡，如果一邊裝一邊搖動罐子，就能裝下更多的麵粉或糖。而在曬棉被或厚衣物時，我們用力抖動幾下或拍打它，就會掉出一些灰塵來。這些我們習而不察的習慣動作，都是利用「震盪原理」達到我們所期望的結果。

你知道嗎？這些日常生活裡我們常用的震盪作用，一樣適用在調理、暢通我們體內的氣血循環，使經絡暢通。最常見的是當有人吃東西嗆到或嚴重咳嗽時，我們會幫他拍打背部以緩解症狀。小朋友有時候哭鬧不止，大人搞不懂孩子哭鬧的原因，也會抱著他持續輕拍他的背部，不久孩子就舒舒服服的睡著了。有人感覺手痠痛、肩頸僵硬時，下意識就會用手捶一捶痠痛部位以緩解症狀，這些都是利用震盪作用來提升氣血暢通度。

晨間運動時，偶而會看見有人用背部撞牆或撞樹，撞擊瞬間口中會發出短促而響亮的聲音，這是透過鬆、快、強的方式，撞擊上背部震盪出肺部裡的空氣所發出的聲音。氣功「八段錦」裡的「背後七顛百病消」招式，同樣是透過鬆、快、強的方式垂直震盪來打通體內的阻塞，而達到促進身體氣血暢通的目的。

柔和些的震盪法，有放鬆的抖動全身或做甩手運動，持續做一段時間也可以達到相當程度的效果。另外，跑步、打球、跳繩、孩童追逐奔跑……等等都能震盪身體，使身體發熱而促進氣血循環，進而提高新陳代謝，達到排毒的效果。

最簡單的震盪身體方法，就是徒手或用敲打棒敲打頭部、四肢、臀部、背部等部位。放鬆的敲打一陣子之後，筋骨肌肉都放鬆了，全身開始發熱，氣血也跟著更暢通了。

怎麼知道震盪身體的局部，能打通體內的阻塞，而達到促進氣血循環的效果呢？

當你用敲敲樂敲打身體時，你會感覺有些部位特別疼痛，有些部位稍微疼痛，有些部位則感覺舒服無比。這些現象都反映你身體各部位的氣血通暢度不一的真相，因為氣血「通則不痛，不通則痛」。

當你持續敲打疼痛部位一陣子之後，慢慢會感覺疼痛感消失了，同時該部位開始發熱，這就是氣血「通則不痛」的具體反應。阻塞消失，氣血暢通，則氣血流量和熱能都增加了，所以會出現發熱的感覺。

我們也可以在疼痛部位（或相對應的反射區）上熱敷，熱敷一陣子後，感覺疼痛消失大半了。這也證明提高體溫的確能促進氣血循環。

我們能透過各種運動震盪全身，而提高體溫促進氣血循環。但是頭部、手腳、肩頸等接受震盪力道比較低的部位，就要透過用敲敲樂敲打，或在反射區上按摩來補強了。

提高體溫和打通氣血通道，二者是相輔相成又互為因果的。按摩、敲打、刮痧，是透過打通氣血通路而產生熱能；泡湯、曬太陽、穿衣服保暖禦寒，是藉著提高體溫打通體內阻塞而促進氣血的循環。

總而言之，日常生活中有很多隨時隨地都可行而能增進氣血循環的簡易方法。所以，從現在開始你可以隨時健身，為自己的健康加分了。

選擇敲打棒有學問。我選用敲敲樂是因為它的施力部位下軟上硬，握柄有彈性。施力部位的下半部（接觸皮膚的部位）軟硬適中，敲打在肌膚上才不致傷害身體，造成皮下出血。上半部硬度大，能加強重力，這樣，輕輕敲打就能震盪到肌肉較深層部位，達到打散體內的阻塞，促進氣血循環的效果。

二、放鬆與伸展

震動身體、活動身軀能促進氣血循環，這是眾所皆知的簡單道理。但是，放鬆也能促進氣血循環？

不要懷疑，且看！

你一定經常看到一些上了年紀的長輩在公園裡打太極拳吧！狀似摸來摸去，動作龜速，這樣的運動真的有益健康嗎？

你也聽過靜坐、站樁吧！看著一個人動也不動的坐著、站著，真的有強身健體的效果嗎？

大家都聽過「鬆則通，通則不痛。」這句話，意思是：當身心完全放鬆、意念完全專注的時候，不需要藉助任何外在的動作，就能讓氣血達到高度暢通，讓身體自我修復機制發揮最大的效果。靜坐、站樁之所以能促進氣血循環的效果，就是基於「鬆則通」的原理。

靜坐、站樁偏重養氣，太極拳等慢速氣功則是透過「功法」兼具養氣、運氣、運力和鍛鍊筋骨的多重效果。

鬆則通，真的有這麼神奇的效果嗎？再看一個例子吧！

小孩子玩累了倒下就睡，睡得深沉香甜，模樣舒服而可愛。當他醒過來時，立即精神百倍，動力十足。比起成人，小孩的睡眠為什麼有這麼大的恢復精神體力的效果？因為小孩（特別是嬰孩）睡覺時比大人更能完全放鬆。

現代人睡眠障礙嚴重，或不能入睡，或淺眠多夢易醒，或睡眠中斷不易再睡回去，或睡睡醒醒，醒來頭昏腦脹……，都因身心長期承受過重的壓力，導致頭部氣血不暢通、情緒不安穩。身心無法放鬆則氣血不通，睡眠品質差，睡眠中身體的修復機制無法發揮最大功能，所以身心得不到最好的休息與調理。

好品質的睡眠有多重要？這真是難以言喻啊！

學習放鬆吧！放鬆對身體的幫助何等大！

看看剛出生不久的嬰孩伸懶腰的樣子，小小的身軀扭來扭去，蜷曲成一團，狀似用力，其實非常輕鬆又可愛。當他伸完懶腰後，立即舒舒服服的入睡，睡得香甜深沉。

你多久沒有伸懶腰了？回想一下伸懶腰當下的情形，以及伸懶腰後的感覺吧！伸懶腰時局部筋骨會得到最大的伸展，同時會深深的吸一口氣，瞬間放鬆的吐出胸中之氣，舒服極了。

放鬆與伸展對身體健康何等重要！它是苦悶又不夠健康的現代人的必修學分啊！

八段錦和太極拳，是展現放鬆與伸展功夫最極致的氣功，我常常建議朋友學習八段錦，從第一段「雙手托天理三焦」入門，花三到五個月的時間不斷練習這一招式，體悟提氣、沉肩、轉手的微妙變化，感受氣血循行身軀，流竄手臂、掌心、指尖的鬆弛感。持續的學習，技巧一點一點進步的同時，健康就慢慢找回來了。

萬丈高樓平地起，不積跬步無以至千里，所有身懷絕技的人，無不是從零開始的。所以，立定目標，一步一步往前邁進吧！

我三十出頭就一身是病，每隔兩天就到中醫診所報到，針灸、熬中藥吞「墨汁」，過程相當辛苦，效果卻不如預期。中醫師幫我調了幾年後，有一天對我說：「你可以開始學太極拳了。」

事後我才知道，我的腸胃功能太差，體質過於虛寒，虛火旺又畏寒怕冷，醫師很難開處方，而我即使天天搗鼻忍苦吞良藥，我的腸胃卻往往失職暴殄了天物。所以中醫師評估我應該能站得穩學太極拳了，就鼓勵我去學功夫。

學太極拳的過程相當艱辛，但是為了想看到稚齡兒女長大，我咬緊牙根撐過來了。幾年下來終於練出健康，看到希望，最終還能以過來人的經驗幫助不少人。

放鬆有益健康，但放鬆是很不容易學會的功課，那麼就從比較容易學的切入吧！

推薦你上網輸入「想享學簡綉鈺」，搜尋網路課程學「鬆筋操」。我將太極拳要領訣竅融入肢體伸展動作中，用專注的意念引導肢體伸展，並配合呼吸使身體在最鬆弛的狀態中，達到最大的伸展和放鬆，提高氣血循環，促進新陳代謝。

所以推薦你從「鬆筋操」開始學習鬆弛全身，使氣血暢通、筋骨強健，達到神清氣爽、遠離痠痛的境界。

近觀嬰兒的情態即可得知，放鬆是天賦的本能。現代人個個行色匆匆，肢體僵硬，情緒緊繃，百病叢生，這又是怎麼來的呢？是成長過程中的生活環境塑造出來的。

大人世界的生活節奏太快了。對忙碌緊張的大人世界原本無知無感的初生嬰兒，在逐日成長的過程中，不斷感染從大人世界傳過來的焦慮不安，慢慢的，天賦放鬆的本能點點滴滴消失了，緊張焦慮卻點點滴滴滲透進他的生命裡了，這是人類邁向「文明」的真相。相對於「文明世界」，第三世界未開發地區的人類，他們較少失去「放鬆」的天賦，卻被「文明人」嘲諷貶抑為落後、懶散。深思明辨，擁有最多的我們，豈不也失去了最根本、最重要的了？

經過「文明」的洗禮後，若能幡然警覺失去「放鬆」天賦的大弊大害而反璞歸真，學習放手、放下，我們就能重拾放鬆的天賦本能。

◯建議一：轉念

緊張焦慮能改變環境際遇，助己如願以償嗎？

不！它只會讓你身心俱疲，空耗元氣體力。

所以，放輕鬆吧！

◯建議二：勇敢面對困境，不要轉身逃避

理清需跨越的障礙有哪些，試著尋求支援與資源，然後擬定對策，付諸行動。

除非轉身逃避能立即找到永遠的避難所。

◯建議三：隨時抒解壓力

勉強自己讓身體動起來！敲打全身、做鬆筋操、跑步、痛打沙包……。身體動起來，氣血暢通了，負面情緒、壓力會隨著被釋放出來，就能比較冷靜理性的思考，提升抗壓能力和解決難題的應變力。

換心境。

◯建議四：轉換環境、情境

去做自己喜歡做的事，單獨或結伴去唱歌、爬山、旅行、看戲……，轉換情境能轉換心境。

「人緊則無智。」這是先人累積生命經驗留下的智慧之言。先鬆弛身軀筋骨，比較容易舒展心靈，釋放壓力，這是我的人生經驗。所以建議大家有生之年，一定要盡早開始學一套氣功。氣功難學，但它的進步空間幾乎永無止境，這也表示它能提供給你的益處是難以測量的，對你的幫助遠遠超乎你所能預測和想像。

不妨先學八段錦，它比太極拳容易學，能幫助你在比較短的時間內就體悟到氣功的奧妙，享受到氣功給你的益處。它是柔中帶勁，能養氣補血、強筋健骨，祛除百病的鄭子太極拳的基本功。

學會太極拳，你才能真正體會「放鬆」的本質，真正學會放鬆。當你沉浸在打太極拳鬆弛的意境裡，就能深深體會什麼叫「滿足、享受」。你也會明白，為什麼「放鬆」

對我們那麼重要。

三、啟動健康按鈕

你可知道我們的身體上上下下藏著多少啟動健康的「按鈕」？

足部按摩的「反射區」，經絡的「穴位」，筋腱的「原始點」，上病下治、下病上治調理法的「對應點」等等，都是能用來增進健康的「按鈕」。

例如胃脹氣時，按摩腳底的腸胃反射區，或在膝關節附近的「足三里」按幾下，脹氣馬上消除；用工具在腳底的某個點按幾下，肩胛骨內緣疼痛數年的膏肓痛立即緩解；腰痠背痛時按摩手上的穴位和腰背的對應部位、腳上的反射區，都能達到痠痛立刻消除的效果。其他如頭痛、眼睛乾澀、牙痛、經痛、坐骨神經痛、腳踝扭傷……，幾乎身體上所有的疼痛不適，都可以透過「啟動按鈕」來改善、消除。

生活中，隨手按一下按鈕，就能啟動電腦、打開電視、讓暗室瞬間大放光明……，然而你可知道，我們也可以用一些簡單的動作來啟動我們身體裡的許多神奇按鈕？因為上帝創造我們時，早就暗藏這些「按鈕」在我們的身體裡了。

忙碌又不夠健康的現代人，如果你暫時沒有時間體力學習如何啟動健康按鈕，也沒有機會練氣功，那麼就每天用二十分鐘徹底敲打全身吧！一支敲敲樂在手，只要你積極努力些，這「利器」能為你袪除痠痛，驅趕疾病。

既然了解我們可以透過震盪、**放鬆、伸展、啟動健康按鈕**等等各種方法提高體溫，促進身體的氣血循環而有益健康，你便可以自行選擇幾項你所喜歡的，隨時隨地鍛鍊。

今天我們怎麼對待自己的身體，明天我們的身體也怎樣回饋我們。

愛自己，就先從鍛鍊身體開始吧！

氣血暢通無阻到底有多重要？

你是否有過下列的經驗：

1.喝了熱騰騰的湯之後，瞬間全身暖和起來了。過了一會兒，竟然開始流出一些鼻水來。「咦？我並沒有感冒啊！怎麼會這樣？」相同的現象有時也出現在登山、跑步一陣子之後。

2.有人跑步一陣子之後會流鼻水，有人會全身發癢，雙腳像有一群螞蟻在亂爬似的，非常不舒服。

3.有人進入水溫攝氏三十八度以上的泡湯池裡一會兒後，會突然感覺一陣寒冷，甚至開始顫抖。出現這種情形的人，進入烤箱烘烤時也會出現相同的現象，想不透為什麼置身攝氏六、七十度的空間裡還會冷得渾身顫抖。

4.有人在接受按摩時會突然感覺一陣陣寒冷，或全身起雞皮疙瘩，有嚴重者還會從某些穴位冒出冷氣來，各種情況無奇不有。

5.有人在接受按摩時，全身或局部會出現螞蟻亂爬的不舒服感，或體表隱隱約約散發出難聞的異味。

我們都知道，經常運動會排汗，能改善睡眠，可以促進新陳代謝，消除便祕、頭痛、腰痠背痛……等症狀，但是上述現象的又如何解釋呢？

前述這些狀況，喝了熱湯或登山、跑步一陣子之後，出現流鼻水現象，是身體相當健康的人受了一點風寒而不自覺，喝了熱湯或運動使身體暖和了，寒氣就被逼出體外了。跑步一陣子之後出現皮膚癢的現象，是皮膚的排毒反應。

舉個例子說明：一個愛乾淨的人是不會容許自己的住家環境骯髒雜亂的，只要有足夠的時間和體力，她一定會把環境打掃得乾乾淨淨。但是如果她精神不濟、體力不支的時候呢？儘管她多麼難以忍受髒亂，也只能睜一隻眼閉一隻眼了。

泡湯或進入烤箱烘烤後全身冷得打哆嗦，是體內潛藏大量的寒氣，經高溫浸泡或烘烤後，體溫升高而熱能逼迫寒氣排出體外產生的反應，這也是一種「好轉反應」。

接受按摩時感覺寒冷或從某些穴位排出寒氣，都是藉著熱能逼出寒邪的反應。至於發出陣陣難聞的臭味，可見那人體內有相當多的廢物毒素，也說明足部按摩排毒的效果相當大。

我們的身體是一個非常愛乾淨又積極殷勤維護體內環保的有機體，只要身體有足夠的能量，就會啟動新陳代謝的機制，清除積滯體內的廢氣（打嗝、放屁、皮膚散發體臭等）、廢水（排汗、咳痰、小便等）、廢物（大便），也就是中醫所說的「三濁」。

氣血暢通的人，大便小便通順，天熱或運動時會流汗，隨時在不知不覺中就放屁而不會腸胃脹氣，身體隨時做好體內環保，所以不容易感冒、生病。

運動能促進氣血循環，產生能量；足部按摩、泡湯、喝熱湯……都能使身體產生熱能而啟動體內環保機制，代謝出「三濁」。了解這個道理，我們就明白為什麼運動流汗後身體感覺特別輕鬆舒暢。

至於喝熱湯、跑步會流鼻水，按摩時表皮有螞蟻爬動的感覺、會打寒顫、散發異味等現象，都是身體在排出廢水、廢氣的反應。只有在提高體溫、產生熱能的前提下，身體才有排毒的能力。反之，吃冰、吹過多過冷的冷氣不會流汗，會將毒素累積在體內，而降低新陳代謝、免疫力，後患無窮。

冰，吃不得啊！

身體虛弱者或長期臥床的人，氣血循環不好，新陳代謝差，常常有大小便不順暢、流不出汗、全身痠痛或說不出來的不舒暢感，都是因為身體沒有足夠的能量及時清除「三濁」所致。

現在你明白了吧！經常運動的人不容易感冒，不容易頭痛、筋骨痠痛，隨時體力充沛而身手矯捷，神采奕奕。氣血暢通的好處說也說不完，我們怎能繼續坐視身體內部「藏污納垢」而折磨自己呢？

我有一位華裔老外朋友非常愛運動，也很愛喝冰水。我告訴他一些養生之道後，他試著改喝溫熱開水。但是每次喝了熱開水，他就開始不斷乾咳，於是又恢復喝冰開水，咳嗽反而立刻停止。

我說明這是身體排寒氣的反應。因為他愛運動，經常全身熱呼呼的又流很多汗，所以喝冰水帶來的寒氣一直被擋在呼吸道而沒有深入到肺部。一旦喝熱水，呼吸道就啟動「排寒邪」機制，而導致他出現乾咳症狀。

朋友聽不懂排寒邪的說明，改喝冰開水之後反倒不咳嗽了，所以他更堅信喝冰水才是對的。

喝冰水是對的嗎？讓我們來想一想：

當你汗流浹背時，喝下一杯冰水或衝進冷氣房，汗水立刻止住了。

女生月經期間，只要吃幾口冰，月經馬上停止。

運動時皮膚因排毒發癢，只要用冷水沖一沖，發癢的症狀立即消失。

原因很簡單，因為提高體溫產生熱能可以促進排毒，反之，降低體溫就沒有足夠的熱能來排毒了，所以汗水止住了，月經沒了，皮膚癢的症狀也消失了。

冰真是有用啊！冰真的有囤積毒素廢物在體內的神奇效果啊！

另有一種也能立即消除症狀的神奇狀況。

有天一位朋友來找我，他說感冒咳嗽三個多禮拜不止，他的一位親人是做健康食品直銷的，就送他一盒冬蟲夏草液。

「太神奇了！我喝了兩小瓶就馬上止咳了。可是不知道哪裡出了問題，這一個多禮拜來，就是覺得渾身不對勁，感覺全身緊緊的、沉沉的，說不上來的不舒服。」他皺著眉頭陳述。

我說：「你把盜賊鎖在家裡搞破壞啦！」

我幫他按摩解除補藥對經絡的阻塞後，他感覺舒暢多了。但一回到家就打電話給我：「為什麼我又開始咳起來了？」

我說：「忍耐點，讓身體藉著咳嗽把寒氣慢慢排出體外。」

中醫師說「虛不受補」，身體虛弱的人不可以隨意吃補，因為虛弱的身體裡常常潛藏一些風邪、寒邪等而不自覺，而且虛弱的身體往往沒有處理屬性強烈的補藥的能力，所以虛而吃補後遺症真不小。

至於上述案例，體內還有風邪、寒邪就吃補，補藥對外邪會產生隔離封鎖效應，會阻礙經絡的通暢度，引起的後遺症常超出我們的意料之外。

臺灣人愛吃補，愛吃薑母鴨、藥燉排骨，殊不知臺灣氣候夏天濕熱、冬天濕冷，國人體質往往偏寒偏濕，在體內寒氣、濕氣沒有袪除淨盡的情況下，吃了含有藥性的食物，就會留下後遺症。時間久了、累積多了，可能就讓中風、腫瘤等疾病伺機發作了。

人有個性，食物有屬性；人的體質有溫、熱、寒、涼之別，食物和藥物也都有溫、熱、寒、涼之別。知道自己的體質，了解食物的屬性，吃適合自己體質的食物，才能維持健康。

阻斷氣血循環的因素

有哪些因素會阻斷氣血循環？簡而言之，身體裡只要有該清除出去卻滯留體內的，都會阻斷氣血循環。

一、吃進或輸入不該置入體內的物質

1. 隨著冰涼飲食入侵體內的寒氣、濕氣，和隨著燥熱食物進入體內的火氣。
2. 吃了不合時節的食物，譬如冬天大啗瓜果。
3. 吃不合體質的食物。（寒涼體質的人要吃屬性溫熱的食物，燥熱體質的人要吃屬性比較溫涼的食物。）
4. 腐敗不潔淨的食物、受細菌、黴菌、病毒感染的食物。
5. 身體難以處理代謝出體外的化學合成食品。
6. 合成的西藥、化療藥物。
7. 吃了超過身體所需要、所能消化吸收的食物。（現代人的疾病很多是吃太多而

「堵」出來的。）

說到化療，我有話要說。

誰不想要自己的身體裡是乾乾淨淨的？身體裡囤積廢物毒素，健康就亮紅燈。癌症患者的身體裡就是有過多的廢物毒素，才會出現惡性腫瘤。

這樣的人當務之急是代謝掉體內的廢物毒素，讓身體所有的器官組織恢復正常功能才是正道，怎麼會將身體無法代謝掉的化學物質輸入他們的身體裡，去傷害更多的器官組織呢？所有癌症病人化療過程中，那種生不如死的痛苦情形，在在昭示那是「逆天者亡」的治療法啊！

曾有一位身材單薄體虛弱的少婦因罹患一期子宮頸癌來找我，婆家娘家都逼她去化療加電療。我說，原位癌很好處理，再三勸阻她別做化療。我帶著她去看一位德術兼備的中醫師，醫師力勸她不要化療，吃中藥加上足部按摩很快可以痊癒。

結果，她還是被家人逼著去化療、電療。每次化療後，她整個人就蜷縮成一團，呻吟著說吸不到空氣，氣息奄奄。醫護人員給她氧氣罩，她卻虛弱的揮揮手，要人將氧氣罩拿走。醫護人員一臉不耐煩，認為這個病人太刁蠻，她的公公或先生就飛車來載我去醫院「急救」。

原本就單薄虛弱的身體，怎麼禁得起這樣輪番的折磨呢？她是元氣虛弱到連呼吸的力氣都不足，不是因為空氣中缺氧啊！那罩在她臉上的氧氣罩，對她來說都是極其沉重的負荷啊！

療程結束，醫師說治療成功。半年後，癌症復發，醫師說轉移到肺部。她已經奄奄一息，無法進一步治療了，不久就走了。因為原本就相當虛弱的身體經過半年的折騰，已經不成人形了。

另外，古人說「吃飯皇帝大」，意思是吃飯是很重要的事。皇帝吃飯豈可隨便？你敢給皇帝吃到對他龍體不利的食物嗎？

小老百姓沒有多少條件可以像皇帝那樣講究飲食，但他們規律的吃三餐，並且把吃飯當作重要的事，吃飯時就只專注的吃，細嚼慢嚥。飯後百步走，放鬆身心，讓腸胃好好消化食物。所以「吃飯皇帝大」，意思是說吃飯這一件事情輕忽不得，因為它影響健康甚大。

「吃飯皇帝大」現代版的意思又是什麼呢？老子我愛吃什麼就吃什麼，誰能立那麼多規矩限制我不能吃這個、不要吃那個？吃不吃由我決定，誰能左右我？吃香喝辣由我，不吃不喝別人也管不著！所以，「吃飯皇帝大」的意思竟然變成「吃飯這件事我的主權最大。」

前者為健康而吃，後著為口腹之欲而吃，結果有何不同，自是不言可喻。今日大小醫院終日人滿為患，前往報到的人，大多是長期為滿足口腹之欲而沒有節制的人。

怎麼吃，有講究。我要說的無關乎美食家講究的口味口感，而是怎麼吃更友善身體，更能促進健康。

說到飲食，我們優先講究的是營養和衛生安全，其實，還有三個常被忽略卻非常重要的條件，就是食物的**天然度、溫度和屬性**。

食物的天然度

也就是吃最接近天然的食物，不添加人工甘味劑。有機作物種植過程不下農藥、不施化肥，用天然堆肥培育種植在養分豐富而完全的土壤裡，能吸收到最高、最多的養分，不僅吃起來口感佳，味道甘甜，它們的營養成分也絕非施作農藥化肥的蔬果所能比擬的。長相相同的有機蔬果和非有機蔬果，營養價值和口感完全不一樣！很多小孩不肯吃市售的蔬菜，但給他吃有機蔬菜，卻一口接一口吃得津津有味，可見吃最天然的食物才是人體最初的根本需求。

現代人要付很大的代價才吃得到有機蔬果，客觀條件不容許人人如願以償，至少不要再吃一些雜七雜八的調味料、合成食品了，減少把傷害健康的食品送進肚子裡，才是明智之舉啊！

食物的溫度

人有個性，我們的五臟六腑也有它們的個性喔！腸胃喜歡溫暖不喜歡冰涼，冰涼的食物會折騰腸胃，讓它不能好好服務你。身強體健、體質溫熱的人還稍微禁得起折騰，體質寒涼的人若常吃冰涼的食物，時日久了，身體是會向你要債的，這是事實不是恐嚇，請深思戒慎。

夏天常吃冰的人容易中暑，也容易感冒，而且感冒之後不太容易痊癒，因為體內滯留寒氣濕邪，一遇到天氣變冷時，「裡應外合」的效應發作，你就會特別怕冷。

何謂「裡應外合」效應？大家都知道，有風濕性疾病的人對天氣變化特別敏感。快下雨前濕氣升高或是快起風了，他的關節馬上就會感應到，痠痛就會開始發作。因為他的身體裡面，特別是關節部位滯留著寒氣濕氣，這些寒邪濕邪像窩藏在身體裡的內賊，一旦身體外面有寒氣濕氣，這些內賊就蠢蠢欲動了。

這種效應也會發生在感冒的人及中暑的人身上。感冒的時候特別怕風怕冷，有時穿得像包粽子一樣還有些惡寒畏冷，而旁邊的人卻自在的穿著單薄衣物。中暑的時候燥熱難耐，若走在豔陽下，整個人感覺像著火了，一進冷氣房就舒服些。

這些都是「裡應外合」效應。

這種現象說明，感冒、風濕病若要斷根，就要祛除體內的寒邪、風邪、濕邪。這是現代醫學無法根治風濕病，對感冒只會下藥卻引發非常多後遺症的原因。

◯食物的屬性

人的體質有溫、熱、寒、涼之別，作物也有它天生的屬性。例如凡是瓜類都特別寒涼，古人有此一說：「暗頭仔吃西瓜，半暝仔反症。」意思是入夜時吃了西瓜，半夜往往會發生腹瀉、腸絞痛的症狀。現代有人十二月寒冬時節穿著厚外套大啖西瓜，完全違反養生健身之道卻渾然不知。

二、情緒起伏激動失去平和

過度發怒、憂愁、驚恐、緊張、沮喪、悲傷、亢奮……等等都會讓人的氣血失去平順暢通。

怒氣填膺的時候氣血會往上衝，所以會面紅耳赤、血壓飆升。

驚恐的時候會氣血瞬間往下掉，所以臉色發青，甚至出現屁滾尿流的嚴重現象。

沮喪的時候垂頭沉肩，拖著步伐，全身無勁。

悲傷的時候精神渙散，目光呆滯，全身無力。

緊張的時候腦袋一片空白，掌心冒汗。

過度亢奮容易失去自我，樂極生悲。小朋友白天過度亢奮，夜晚睡不安眠，容易驚醒。大人晚上睡覺時，常常會出現突然滑了一跤而醒過來的現象。

這些情緒激動的表象，都是心理和生理相互關連、影響的事實。

小朋友白天過度亢奮，怎麼預防夜晚容易驚醒的現象呢？臨睡前輕輕的搓揉孩子的四肢和背部，並且由前往後按摩孩子的一雙腳底。這樣做可以達到「順氣」的效果，讓孩子過度亢奮不順的氣血得到適度的調理而暢順，就能安穩睡覺了。

大人白天如果情緒起伏波動過大，晚上入睡後不久往往會出現滑跤驚醒的情形。睡前若能按摩一雙腳，或做甩手功，或輕輕的震盪身體，或做鬆筋操，或站樁等等，能調和氣血的順暢度，和緩情緒，就不致突然睡夢中驚醒了。

三、外感六邪

說「六邪」之前，得先說說「六氣」。「六氣」是什麼？古人把大氣層的狀態與變化分為風、寒、暑、濕、燥、火六種，稱「六氣」。臺灣的氣候夏天濕熱（暑）冬天濕冷，秋高氣爽時偶而有些乾燥，所以對於六氣中的風、寒、暑、濕、燥都不陌生。大陸有些地方夏天溫度高達攝氏四、五十度，那就是「火」了。

這種自然界氣流的狀態稱為「六氣」，一旦它的狀態或變化超過人類所能適應，對人體健康產生傷害了，我們就稱它為「六邪」。

自然界的氣流是「氣」或是「邪」，並非固定不變的，舉例來說，甲、乙兩個人同時被一陣雨淋濕了，甲覺得淋雨很舒暢涼快，乙卻因此感冒了，那麼這場雨對甲來說是「濕氣」，對乙來說卻是「濕邪」了。

由此可見，一個人會不會生病，最大的決定因素還是在於「自己」，其次才是外在因素。

「外感六邪」的意思，是指一個人對於氣候變化的調適能力差，天熱了容易中暑，天冷了就感冒，吹一下風就覺得冷，空氣中濕度高就覺得昏昏沉沉的渾身不舒服。

什麼樣的人容易外感六邪呢？氣血虛和氣血不通的人。氣血虛的人對六氣變化的防禦能力和調適力低，所以容易外感六邪。但有些人的氣血相當充足卻不通暢，也容易感冒、中暑。

一旦外感六邪，什麼樣的人容易恢復健康？氣血虛的人因元氣不足而恢復得慢，氣血充足而經絡不通的人，往往也很難以恢復，那是因為氣血通道不通，寒邪、濕邪、暑邪、熱邪容易找到滯留的巢穴，而難以祛除體外。

總之，氣血循環差的後遺症非常多，所以要常常透過提高體溫、震盪、放鬆與伸展、按摩等方法，促進氣血循環。

四、過勞

這裡講的是身體局部的過勞。

相信很多人都有「鐵腿」的經驗，不常運動的人一下子爬山爬了四、五個小時，回來後小腿肚就疼痛得不聽使喚。這是因為登山時小腿持續受到重力，小腿肚部位的新陳代謝增強，累積在此的廢物來不及代謝出體外，而堵住氣血通道。不通則痛，鐵腿的現象就形成了。

另外，像是媽媽手、電腦手、網球肘、扳機指等症狀，形成原理和鐵腿相同，都是過勞累積廢物在身體某些部位所致。

如何消除這些過勞症狀，使氣血恢復暢通呢？四肢的疼痛，只要在疼痛部位的上游找出肌肉裡的硬塊反應物，透過按摩、刮痧或敲打，消除肌肉裡的硬塊反應物，下游的疼痛就會消失了。

頭腦過勞

上班族用腦過多容易頭痛，是另一種「鐵腿」現象。

用腦過多，腦部新陳代謝增加，廢物累積在腦部裡，影響血液的暢通度，腦細胞得不到足夠養分和氧氣的滋養，後遺症可就嚴重了。所以要常常用小鋤頭按摩器按摩兩腳拇趾腹，促進腦部廢物代謝，這樣可以讓腦部隨時保持神清氣爽，有好的記憶力和理解力，睡眠品質也會提高，就不必擔心腦中風等腦部疾病找上你。

勞動者的腰痠背痛，一般人的處理方法是：輕者是用護腰帶增強腰部承受力，減輕痠痛，嚴重者就動手術。但結果往往不如預期，手術失敗而失去行動力的大有人在。

常常按摩雙腳掌內側的脊椎和夾脊反射區，以及雙手第二掌骨和掌骨內側肌肉裡的筋腱，不僅可以消除脊椎和兩旁筋腱的疼痛，還可以強健脊椎和膀胱經筋，就不怕疼痛不時來折騰了。

胃部過勞

還有一種過勞症狀是你很難想像得到的——胃壁不正常增厚。

很多上班族天天窩著身軀坐在電腦桌前吃便當，吃完便當又繼續盯著電腦工作。食物一旦進入胃裡，胃感應食物就會開始加強蠕動進行消化。胃需要足夠的空間才能順利進行消化，但是因為人窩著身軀坐著，胃部受到擠壓，蠕動消化時倍感吃力。長久以後，胃壁就會增厚，像打赤腳走路的人腳底會長繭一樣。胃壁一旦增厚，胃的容積就會變小，也會影響胃壁分泌消化液的品質。

腎為先天之本，脾胃是後天之本。脾胃的消化功能下降，食糜停留在胃裡的時間會拉長，不但營養跟著打折扣，而且容易產生口臭。

很多上班族腳底中段的腸胃反射區都是厚厚硬硬的一層，大腿外側的胃經部位僵硬，一碰就痛得不得了，而且多數人有胃酸逆流症狀。

胃酸逆流的治本之道是：

1. 改變吃飯姿勢，不要擠壓胃部，飯後也要提供胃部足夠蠕動的空間。古人說：「飯後百步走，活到九十九。」絕非誇張之詞啊！
2. 常常用刮痧器（小鋤頭按摩器或活瓷按摩器）按摩腳底腸胃反射區。
3. 常用滾棒滾大腿、小腿（要避開骨頭部位），特別加強滾下肢正面的外側部位，即胃經循行的部位。
4. 常常做向上伸展身軀的動作，讓全身經絡得到舒展暢通。

我曾經幫一位只有38公斤重的阿嬤按摩，她家裡到處擺著兒孫買給她的營養品、酵素和益生菌，但我一接近她就聞到她口中散發的腐臭味。那些營養品對她腸胃的消化、吸收功能完全起不了作用，因為她的胃壁已經僵硬沒有任何彈性了，反應在腳底反射區上就是硬邦邦厚厚的一層。

我說明她的腸胃狀況，她說：「我半年照一次胃鏡，照了八次，醫生都說我的胃沒有問題啊！」

照胃鏡檢查只能照得出胃壁表面，照得出胃的功能嗎？

我教她自己每天用刮痧板刮一雙腳底，半年後再看到她時，氣色精神都比以前好一些了。

五、姿勢不正

同一個姿勢坐久了，偶而我們會起身伸個懶腰，然後感覺全身舒暢極了。為什麼伸懶腰會讓人有這麼明顯的舒暢感？因為原本的坐姿委屈了你的筋骨，擠壓了你的經絡，所以一陣子之後，你會不自覺的想伸個懶腰。一旦伸了懶腰，深深的吐出胸臆間的悶氣，筋骨也得到伸展，所以感覺整個人瞬間舒暢了。

前面說過，如果坐姿不端正，你的胃就會被擠壓，胃的消化功能會被壓抑住，久了容易產生病變。不只我們的胃，我們身體裡裡外外所有的組織器官，包括五臟六腑、筋骨、經絡、神經、血管……，無一不是喜歡舒展通暢的。有些器官被壓抑了你還不容易自覺，而肝臟的個性比較剛直，一旦受壓抑就「肝氣鬱結」，讓你感覺非常不舒暢。

古人說：「**形正氣順，形不正氣不順**。」這是他們深刻體驗後發出的警言。現代人最強調、注重的，是要吃什麼對身體才有益。國人一年吃掉好幾十條高速公路的健康食品，但健康情況是否相對提昇了？問題出在哪裡？如果只是專注在吃有營養的食物，卻不正視因為壓力、情緒、形不正、過勞……等因素而使得氣血不通暢的事實，就像工廠把高檔材料送進弊病多端的生產線一樣，哪能生產出高品質的產品呢？

運動能伸展筋骨、舒活經絡，但國人怕曬太陽、怕流汗又不愛運動的比例相當高，特別是都會區的女性，建議趁著體力還好的時候就開始投資健康。

六、居住與工作環境不利健康

重工業區排放的廢氣籠罩範圍內，民眾普遍呼吸道不佳。基隆一年下雨一百多天，濕氣太重，有些身體排濕邪功能欠佳的人老是生病，就醫卻診斷不出問題。有些公司到了夏天冷氣溫度開得非常低，不少員工的體溫偏低，常常感覺手腳冰冷不舒服，穿再多衣服都覺得有股寒氣從骨頭裡竄出來。

這些時時刻刻都影響著我們身體的因素，卻往往被很多人忽略了。

你知道四川人為什麼在酷暑難耐的夏天，卻經常吃麻辣火鍋嗎？為的是排出體內的濕氣。因為四川是高山環繞的盆地，地表的濕氣不容易排出盆地，大環境霧氣濃、濕氣高，老百姓很容易罹病，所以經常吃麻辣鍋吃得一身汗，藉以排出體內的濕氣。

臺灣有些年輕人喜歡在冷氣房裡吃麻辣火鍋，吃後忍不住熱辣就大啗冰棒、冰淇淋，看得讓人直搖頭，糟蹋身體啊！

居住環境是我們比較不能掌握與改變的客觀事實，那麼就積極找出消除傷害的方法，不要被動的讓環境鯨吞蠶食掉你的健康。

七、手術與意外撞擊傷害

手術成功並不保證你會比手術前來得健康，這是你必須認清的事實。

手術之前和手術過程，都必須透過許多儀器檢查和吞吃、施打各種藥物，這些對身體來說都是相當大的負擔和傷害。原本體質好、身體強健的人，手術後因為元氣大傷，都還要休息調養好一陣子才能慢慢恢復體力。

而很多體質弱的人，往往一場手術後就一蹶不振了。

車禍等意外撞擊時，身體承受了非常大的震盪，對身體的傷害大而多，有些傷害在當下或事後都未必顯現出來，不要以為皮肉之傷痊癒就等於完全沒事了，即使醫院檢查報告一切正常，你也要考慮筋骨是否有輕微移位現象，是否岔到氣了。

八、電子產品的危害

現代人沒有人能遠離電子產品，當然就沒有人能避開電磁波對身體的傷害了。你一定要正視這個事實，盡量減少接觸電子產品，多運動、多徜徉在山邊、水涯、林蔭下或青草地，來調整你的體質。

要投資健康！今日你怎麼對待你的身體，明日它就怎回饋你的人生。慎思啊！

第三篇

女人辛酸知多少？

- 我的生育血淚史
- 求助中醫
- 久病未必能成良醫

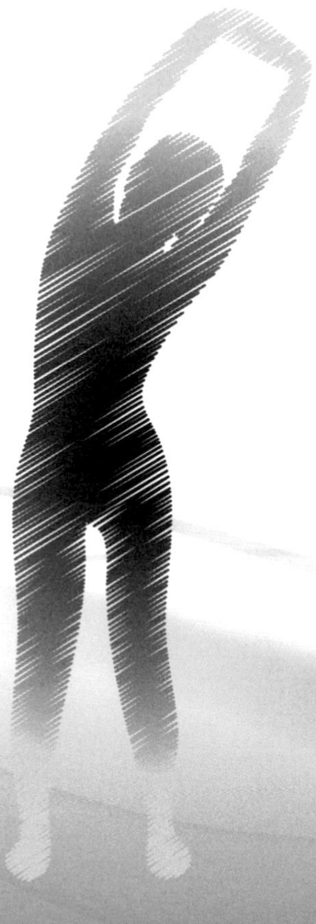

我的生育血淚史

我生了一對兒女，女兒出生時我還不到三十歲，但是身為女人才會經歷的斑斑血淚，我幾乎都嚐到了。

懷兒子的過程有些辛苦，孕吐不算嚴重，但是難得一夜好眠，懷孕期間每天精神都有點恍惚。

我從小失怙，自知坐月子時娘家沒有人能支援我，而婆婆的身體又非常不好，能幫我的有限。所以事先跟醫師溝通好，非萬不得已絕不動手術，以免更傷身體而需要更長的恢復期。

生產時因為我的元氣虛，即使陣痛了十二個小時，子宮頸還是打不開。幸好產房的值班醫師非常好，不時到待產室來鼓勵我，還幫我戴了氧氣罩、打了催生針、測嬰兒心跳……，幾乎能做的都做了。

當晚我第一個進待產室，第八個推進產房。

最後兒子終於呱呱落地了，我也瞬間昏睡過去，醒來時身心疲憊到極點，全身動彈不得，只有兩行淚水汩汩的流。

我被推進六人一間的病房，已經錯過早餐時間，只能餓著肚子，苦苦的等待服務人員送中餐來。但是萬萬沒想到，中餐送到時我好不容易爬起來，但竟然無力伸手端飯菜！一個小時後，我眼巴巴看著歐巴桑收走我的中餐，瞬間整個人癱軟了。

原來，我經過十二個小時的密集陣痛，雙手緊抓著欄杆忍痛，耗盡了所有力氣。就這樣一直捱到傍晚，老公才陪著婆婆搭了一個小時的車送來雞蛋麵線。

當時情景至今歷歷在目，無言無淚，獨自靜靜吞下如鯁在喉的雞蛋麵線。

四十年前，醫療環境和服務概念都還非常落伍，環境是使弱女為母則強的推手，「吞忍」是堅強女性的基本功，吞得下怨氣，吞得了淚水，忍得住痛苦，忍得了委屈。

兒子六個月大時，有一天我臥病在床，婆婆買菜去，家裡只剩下我們母子兩人。兒子不知道是尿布（當時沒有紙尿褲）濕了還是肚子餓了而哇哇大哭，當時我費盡九牛二虎之力，就是沒辦法爬起來照顧他，任憑他哭到婆婆回來。

當下我切切向上帝哭訴：「求你讓我看到兒子大學畢業好嗎？」這個痛徹心扉的渴

望，一直陪伴著我一步一步帶著兒子慢慢長大。兒子走的路有多長，我心裡的感恩就有多長多深。如今兒子的兒子已經一歲多了，當阿嬤的我看著蹣跚學步的他，心裡的感恩與感動，絕非外人所能體會與理解的。

兒子是我們的蜜月寶寶，在計畫之外來報到，女兒也是在計畫之外，是我們盼了又盼才姍姍來遲。

女兒在我腹中逐日長大，我身體的負荷也一天比一天沉重。她六個月大以後，我的子宮下墜得嚴重，必須微彎著腰、雙手托著下腹，才能慢慢移動雙腳，但是醫師說我沒事，不開證明讓我請假在家休息。於是我只得天天坐計程車上下班，學校為我準備了高腳椅，讓我靠著講桌坐著上課。而從辦公室走到教室是一段辛苦的過程，學生遠遠看到我就爭相傳告：「那個踩死螞蟻的來了！」

十月懷胎之苦的情況各有不同，我有個同事不斷流產之後，生下唯一的孩子，為了保住這個女兒，她從得知懷孕之日起就臥床直到生產。「母親真偉大！」只有經歷過懷胎生產之苦的女人，才懂得這句話的含意有多深。

兒子是趕著來投胎，關鍵時刻卻躲著不露面，把他娘折騰成半條命；女兒千呼萬喚才來報到，露面時倒是手腳俐落，給她娘一個見面大禮。

預產期到了，出現輕微產兆時，我就不斷按摩第五腳趾外側的「至陰穴」刺激子宮頸，在還沒宮縮之前就開到四指半，陣痛兩下她就溜滑梯似的溜出來了。

這一招是兒子出生後我在一本中醫雜誌上看到的，書上說至陰穴能催生，能調整胎位，我就自己先實驗，果然太神奇了！

我的身體不好，竟然還能生下一對兒女，真是上帝垂憐恩賜。但是艱苦的日子還沒結束，女兒「搬家」了，我也結束「踩死螞蟻」的日子，卻萬萬沒想到更可怕的日子在後頭。

有一天，我坐在辦公室專心的批改作文，改到一半突然「啊！」慘叫一聲，我竟然血崩了！

之後的生活光景真是不堪回首啊！

我到處求醫看診，結果除了無解還是無解。當時的我身心俱疲又惴惴不安，不知道下一步又會遇到什麼狀況。

求醫就診的過程，集痛苦、羞辱、憤怒於一身，至今回想起來依舊情緒激動。

最痛苦的一次，是在當時的某省立醫院就診，護士吩咐我躺在診療檯上，要我褪去褲子、岔開雙腿靜靜的躺著，接著護士拉上布簾後，就一聲不響離開去忙她的事了。幾分鐘之後，我隔著簾幕知道即將來到我腳前的不是一個人，而是一群人！老師解說，學生提問，吱吱喳喳了一陣子之後又回歸平靜。護士走過來叫我下來，沒事般轉身就走。

莫名其妙被一群陌生的「高級知識分子」無端凌遲、羞辱與蹧蹋了數分鐘，我嚇得腦袋一片空白，全身癱軟不知所措，沒有逃離的動機，沒有一句為自己爭辯的話，魂魄都失散了！

如果沒有一對兒女等著我回家，我那天離開醫院後會不會就去尋短？爾後只要回想起這件事，我總是痛苦的緊閉雙眼，卻永遠鎖不住迸出的淚水。

用這種手段培育出來的醫師，配得病人的信任和尊敬嗎？

醫學院裡都是智商超群的人才，卻是沒有人性的冷血動物嗎？

我看牙科、皮膚科、耳鼻喉科，遇到的醫師、護士，幾乎都是面無表情、說話刺耳的人，尤其是當時某省立醫院的醫護人員。

非常痛苦的記憶，非常深沉的傷痛，那些冷血醫護人員，可曾意識到他們簡直就是「劊子手」？

求助中醫

從此我更怕進醫院了。偏偏不久後，我胃出血不得不住院。

這次我選擇了一家軍醫院，幸好我遇到一位非常親切和藹的醫師，他幾次巡房後，我鼓起勇氣請教他有關血崩的問題。經過我的同意，他按壓我的小腹後說：「奇怪，你的子宮怎麼比一般人大那麼多？」

我把他的話放在心上，反覆思考，莫非我的子宮肌肉鬆弛，收縮無力，才會出現懷孕時子宮下墜、產後血崩的現象？

於是我到一家中藥房，開門見山便求助：「請開給我使下墜的子宮恢復正常收縮功能的藥。」

山不轉路轉，竟讓我轉出一條路來了，雖然後來陸陸續續還是出了一些狀況，但至少沒有再度血崩了。

我看病的經驗不堪回首，但這位腸胃科醫師和多年前遇到的婦產科醫師的德惠，一直讓我銘感在心，永誌不忘。

身體一直不好，中暑、感冒是常態，腸胃不適、頭痛、腰痠背痛也是稀鬆常事，日子難過天天過。但是有一天，連健康的家人都被我的病嚇得不知所措了。

夏天對我來說永遠都是太熱、太折磨人，冬天對我而言永遠是太冷、太殘酷了。兒子上小二那年的十一月底，有一天忙完家事，還不到就寢時間，我已經筋疲力竭，於是倒頭就睡。

睡到半夜，我感覺疼痛不堪而醒過來時，汗水已經濕透了整件保暖衣。公公和老公螞蟻搬豆似的把我從公寓四樓一階一階抬到樓下，送到醫院急診室。

一番折騰後，我又轉診到臺北和平醫院照核磁共振（醫師說當時全臺只有兩臺這種儀器，另一臺在臺南成大醫院），拿回來的片子讓醫師看了直搖頭，把老公拉到一邊，「預言」我的未來：五年內換人工髖關節，之後隨時準備骨癌找上我。

老公眼眶泛淚，我的心也跟著沉到谷底：「上帝啊！你能不能讓我看到我的一雙兒女大學畢業呢？」

我初中畢業那年，媽媽在一場車禍中不告而別。媽媽的突然離去，帶給我的傷痛直到我自己當了媽媽之後，經過多次的內在醫治才慢慢走出來。所以我怎麼受得了讓我的兒女還小就失去媽媽了呢？

臥床將近一個月後，我拄著枴杖回到學校上課。以前我用雙腳踩死螞蟻已經遭來學生的嘲弄戲笑，五年多後我用四隻「腳」踩死的螞蟻更多了吧！

踩死了冬天的螞蟻，又踩死了春天的螞蟻，我總算丟開了枴杖。從被醫師宣判換人工髖關節和罹患骨癌的命運後，我決心抗拒命運的擺布，我每天熬中藥喝，兩天針灸一次。即使健康並沒有明顯改善，但我絕不善罷甘休。

有一天，在中醫診所裡躺在診療床上，全身插滿針而動彈不得，腦袋卻不聽指揮不停的轉呀轉，轉出兩行眼淚汩汩的流。醫師見狀，默默拿出面紙幫我擦去眼淚。

無言啊無言！

黑黑的中藥當水喝、身體像「針插」似的日子，維持了將近一年，我期盼一切的努力和忍耐會有好結果。但是天不從我願，冬天一到，我再度進醫院、臥床、拄著枴杖。

從盼望、失望到絕望，看著一對兒女天真無邪的嬉戲時，我的心越來越沉。

有一天早上，我如常讀聖經禱告時，突然腦海裡清晰的聽見上帝對我說：「女兒，你的身體不會垮。」我的身體不會垮！這就夠了！只要不再往下沉，只要能見到兒女長大成人，我就心滿意足了。

第三年冬天，我只臥床數天，只需要拄著一根枴杖。漫長的黑夜終於漸漸過去了。春天一到，我公公、婆婆趁著我上班時，偷偷把我的枴杖扔了，他們視枴杖如仇，他們受夠它了。

我繼續吃藥、針灸調理身體，發病後五年，中醫師衡量我的健康狀況後，建議我去學太極拳。老公陪著我天天摸黑起床，五點鐘趕到教練場和拳友們一起苦練到六點半後，匆匆趕回家再去上班。

我的身體真的沒有垮，上帝用艱難為餅給我吃，用困苦為水給我喝，好讓我起來行走，而且越走越精神，越走越健康。

當我的身體稍微好一些後，另一階段的考驗緊接著來到。公公中風臥床，我白天上課時必須利用空堂回家協助體弱的婆婆護理公公。下班後忙家務、忙改作文、改作業，沒多久我的免疫力就因過勞而崩垮了。即使如此，全家祖孫三代每個人都咬緊牙關、同舟共濟，度過風雨飄搖的一年。

在那段身心俱疲的日子裡，我每天看著公公清醒時無神的雙眼掛著兩行淚，茫茫渺渺的望著天花板，我的內心就會被恐懼攫住。於是我懇切呼求上帝：「求你讓我健健康康的活著，有一天當我倒下時，求你立刻接我回天家好嗎？」

一天過一天，當我恐懼時我就禱告上帝。有一天早上讀《聖經》時，我讀到舊約詩篇92篇：「義人要發旺如棕樹……他們年老的時候仍要結果子，要滿了汁漿而常發青。好顯明耶和華是正直的，祂是我的磐石，在祂毫無不義。」

這些字好像從白紙跳出來似的在我眼前舞動。特別是「他們年老的時候仍要結果子，要滿了汁漿而常發青。」這一句話，清清楚楚的烙印在我的心版上，聖靈告訴我，我年老時身體會更健康，會像果樹結滿果子祝福別人一樣。

久病未必能成良醫

即使身體還是小病不斷，但是有上帝的應許，我懷著希望，心情平穩的度過每一天。

有一天在學校裡利用中午約談一位學生，於是第四節下了課匆匆泡了一杯五穀粉充飢。沒想到才喝第二口就感覺不對勁，趕緊衝到廁所催吐，但已經來不及了，我全身發軟，雙腳無力，偶而短暫失去意識。同事見狀馬上叫了救護車送我到醫院急救。

到了醫院急診室，我出現過度吸氣而缺二氧化碳，導致抖個不停的現象，年輕的護士小姐竟然對著我大叫：「你不要再抖了好不好？」

我壓抑住怒火，用力握拳穩住自己盡量不抖動，一個字一個字清清楚楚的對她說：「你是護士，你不懂這叫過度吸氣嗎？你以為我是抖給你看的是嗎？」

我語氣一轉，氣急聲粗命令她：「給我一個紙袋，我教你怎麼照顧病人！」

她吭也不敢吭一聲，默默遞給我一個塑膠袋，我套在臉上呼吸了幾下，我的呼吸慢慢恢復平穩，身體也不再抖動了，不久就昏睡過去，直到五點多才被叫醒過來。

我跟醫護人員注定是冤家嗎？為什麼我碰到的幾乎都是冷血醫護人員？

我提醒自己：一個人久病未必能成良醫，但是人若不積極學習照顧自己的身體，只把健康交給醫護人員，那麼，一條命被他們整成半條命的可能性就非常高了。

那是我最後一次進醫院就診。近二十年來，臺灣的醫護水準已經提升不少，但是我對醫院依舊退避三舍，對醫護人員始終保持距離，敬而遠之。

陳述這些往事是一件相當不舒服的事，但是當我一而再、再而三接到類似這樣的信時，我開始思考：**上帝讓我經歷所有痛苦的意義在哪裡？**

簡老師您好：

我為了調經三月第一次看婦科門診時，醫生開避孕藥21天，結果吃完後大出血，接著開始跑急診、住院、門診的生活整整一年，後來轉到臺北某大醫院就診，檢查出子宮內膜長息肉，動手術拿掉息肉。豈知病理化驗懷疑是子宮內膜癌。七月到另一家大醫院做腹腔鏡檢查，病理化驗沒有癌細胞。

後續每三到六個月我就會做一次切片化驗。不過因為有吃避孕藥以防大出血，所以病理報告總是顯示：賀爾蒙干擾，無法確認是否有癌細胞。兩年來我已經切片六次了！

大醫院病理科始終沒有把我打上「癌症」，但也不肯鬆口，總是說：「疑似」，不過我的子宮已經變形了。後來醫生建議裝子宮內投藥系統「Mirena」，可以減少經血量並減輕經痛。因為我有肌腺症，安裝之後常常會掉落。

我有時會灰心到想動手術拿掉子宮就沒有這些痛苦了。

我想問有什麼可以幫助我的嗎？

簡老師您好：

我七、八年前發現經血量越來越少，近兩、三年出現閉經現象，大約每隔三個月打一次催經針才會來月經。自從接觸到您的書以後，我在婦科方面的反應區按摩，今年二月我竟然懷孕了！但因為一直出血，最後到醫院急診才發現，我得了子宮內膜癌。

三個月前我有做過子宮的檢查還一切正常，醫生也說不出所以然來。我真的很想保住寶寶，也想留下子宮（看到很多人拿掉以後有好多後遺症）。

我還能做些什麼呢？老師可以給我些建議嗎？

我能做什麼幫助這些病痛苦難中的人呢？我沒有足夠的專業知識，我無法提供太多的幫助，我有的只是同情同理，感同身受的陪伴。

與其站在對面說道理指導別人，不如站在需要者的身邊，分享過來人的經驗來陪伴她們。於是我決定據實陳述我的經歷，其中有心酸血淚，有孤單徬徨，有委屈怨懟，有焦慮失望，但無可否認的，也有勇敢堅強，有恩典盼望，有喜樂感謝。

女人因愛而勇敢堅強，因有陪伴而更積極奮發。

我走過來了，雖然過程辛苦，但我終究走過來了。我相信勇敢堅強的你一定可以走出病痛和失望，何況現代的醫護服務比以前進步多了，現代的醫療資源更多元更充足了，網路資訊充足，識與不識的扶持者、幫助者也更多了。

我們一起加油！

第四篇 女人一定要懂的調理觀念

・關於月經
・關於懷孕
・坐月子
・更年期症狀

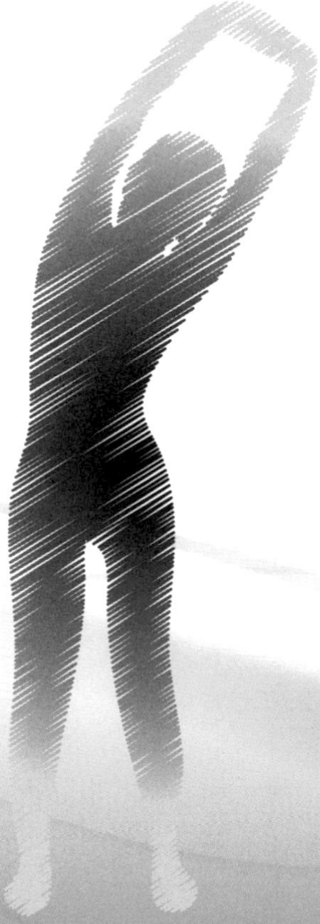

關於月經

女人從初經開始，煩惱就接連不斷。除了一個月總會有幾天的不方便、不舒服令人煩惱外，還有經痛、月經失調、閉經、經前症候群、子宮卵巢病變、不孕、生產之苦、養兒育女的艱辛勞苦、睡眠障礙、罹癌的威脅、頻尿、更年期症狀……等等。身為女人的難言之苦，說也說不完啊！

日子難過天天過，過完一生也不會只覺得難過苦過。所以，既然身為女人，即使有特別多的難處，還是能有女人的幸福和喜樂滿足，那就好好過每一天、好好過一生吧！最重要的，就是把自己的身體照顧好，畢竟**擁有健康是擁有快樂幸福的資本**，就先從月經談起吧！

經血是女人為胎兒預備的「家」，每個月按時預備一個家迎接寶貝報到，寶貝若沒來報到，就把「舊的家」毀掉，重新再預備一個。每個月用鮮血築一個家，隨時準備迎接新生命，女人的愛、媽媽的犧牲與付出，以及女人身體的負荷由此可知可見。

「舊家」拆毀了，一定要出清所有的「舊料」，才能再預備一個全新的家。

所以每個月的經血一定都要排乾淨，即使它是出清的「舊料」，但依舊是鮮紅的。不過並不是每個女人月經來時都是鮮紅的經血、每個月的經血都完全排乾淨的，出現以下與月經有關係的現象的人可要留意了：

1. 經前乳房發脹或脹痛。
2. 月經來前感覺不舒服或腹痛，如此「掙扎」了一陣子才來經血。
3. 排出鮮紅經血之前，會有滴滴答答的褐色血漬（有此現象者，通常月經要結束時也會出現褐色血漬）。
4. 經痛或經血中出現大大小小的血塊。
5. 經痛伴隨腰痠背痛、頭痛、腸胃不適等因人而異的症狀。
6. 經血量太多或太少。
7. 經期不規則，有時提前、有時延後，甚至偶而不來。

以上症狀和情緒壓抑、壓力過大、起居作息不正常（經常熬夜）和飲食不正常（經常外食，吃太多，吃多了人工甘味、加工食品）有關。有上述症狀的人，通常容易伴隨疲累、眼睛乾澀不適、視力退化、胸悶不適等症狀。

治本之道是調整飲食起居生活、抒解壓力，多運動流汗排出體內的寒氣和濕氣，常常伸展筋骨或用滾棒滾下肢，用敲敲樂敲打全身，用按摩器按摩腳底。總而言之，就是要勤於保養身體，隨時促進氣血循環，使經絡暢通。

通常女性朋友對於上述伴隨月經而出現的各種症狀都缺乏足夠的知識，難以了解導致各種症狀的病因是什麼？它們的病灶在哪裡？更遑論具備自我調理治療的能力了。

就醫求診是對的，但是，大多數的人得到的是什麼？幾乎都是用藥物消除症狀，治標不治本的醫療！症狀消失了，讓你以為你的病已經好了。事實上你得到的是一個假象，這個假象會提供給病根、病灶繼續恣意剝奪你健康的機會。

對於上述女性專屬的症狀，吃藥是下下策！建立健康的起居作息和飲食習慣，配合適度運動，並且試著用下列方法調理你的身體吧！除了少數罕有的病症，一般婦科症狀是很容易透過ＤＩＹ調理而立竿見影的。

一、疏通經絡

身體裡左右對稱縱行的經絡有十二條，稱「十二正經」（不含任督二脈），它們循行全身，是負責輸送能量補給全身的大功臣。經絡通，全身鬆，整個人神清氣爽，無病無痛。

古語有言：「戶樞不蠹，流水不腐。」所以，疏浚河道能使河水通暢流動，水流清澈，利於灌溉，有益動物植物生養棲息。同理，人的經絡若要通暢，也要懂得養護照顧。活動能產生熱力能量，勞動和運動都能暢通經絡。但是全身或局部的過度活動所產生的過多代謝物會阻塞經絡，使肌肉僵硬無力，筋骨痠痛。所以，適度的勞動、運動，加上從事能疏通經絡的運動是最有益健康的。

列舉疏通全身的經絡方法如下：

◯疏通身軀裡的經絡

1. 抖動全身：鬆鬆而自然的站立，想像兩隻腳像彈簧一樣，連續的將身體的重量瞬間下放落至腳底，又立刻彈起而抖動全身。

2. **用敲敲樂敲打身軀：**輕敲可震動身體淺層組織而產生微量熱能，重敲可震動深層組織，產生大量熱能，消除痠痛，柔軟肌肉和筋腱，暢通經絡。胸部敏感，敲打起來不適，請斟酌而行。重敲或輕敲，端視個人的承受度以及需求而定。
3. **做鬆筋操：**左顧右盼、左倒右倒、挺腰凸腹、懶驢打滾、全身向上伸展、對空踩腳踏車等招式，都能活動身軀的各部位。但每一招式是否掌握訣竅鍛鍊到位，都會影響它的效果。與其追求鍛鍊的量多，不如鍛鍊時用心體會，不斷改進鍛鍊的技巧，增加其對身體的益處。
4. **練八段錦：**八段錦有八個獨立的招式，其中雙手托天理三焦、調理脾胃需單舉、攢拳怒目增氣力、背後七顛百病消、雙手攀足固腎腰等招式，鍛鍊到位時對暢通全身經絡能起到極大的作用。

◯ 疏通上肢裡的經絡

1. 用敲敲樂敲打雙手。
2. 在雙手肌肉厚實部位刮痧（避開骨頭）。

3. 鬆鬆的站立，稍用力而鬆鬆的連續性垂直甩動雙手。

◯疏通下肢裡的經絡

1. 用敲敲樂敲打一雙腳的每個部位。
2. 用滾棒由上往下在肌肉厚實的部位（避開骨頭）施力滾動，把疼痛部位漸漸滾到不疼痛為止，加強滾大腿內側肝經循行的部位。

二、提高臟腑的功能

1. 用按摩器（鋤型按摩器、遠紅外線刮痧按摩器或刮痧板皆可）由前往後按摩一雙腳底，加強按摩右腳中段的肝膽反射區。
2. 徒手按摩外踝骨後方凹槽部位的腹部鬆弛區，經痛時按摩該反射區（力道要深透）可緩解經痛。不吃冰，經前適度喝熱騰騰的紅糖薑茶，平時多按摩該反射區即可緩解經痛。
3. 平時用按摩器按摩內踝骨與腳跟之間的子宮反射區，可以提高子宮收縮力，月經來時可使經血排得乾淨，消除月經前後出現的褐色血漬。但是經期間需斟酌個人身體狀況和經血排出的情況來決定可不可以按摩或該如何按摩，月經期間按摩需考慮的因素很多，所以平時就要調理，經期暫時不要按摩該反射區。

4. 兩根拇指上下重疊按摩一雙腳背每個部位，特別是腳背前段乳房反射區部位，直到每個部位都不疼痛了。

按摩腳背乳房反射區能抒解經前乳房脹痛症狀，能預防乳房纖維囊腫（病變惡化後就是乳癌）。產婦按摩該反射區能使乳腺更暢通，哺乳時嬰兒吸吮比較輕鬆，更容易喝到母乳。

以上是緩解月經不適、疼痛的方法，在月經來之前或平時就要做的。月經來時仍然可以按摩，但因為每個人的狀況不一樣，按摩時要講究注意的地方多，一般人不容易分辨，所以平時就要勤做上述動作。

三、中醫講究整體平衡

頭痛醫頭、腳痛醫腳，是治「病（症狀）」而非醫「人」的下下策。我在香港遇到一位老媽媽，一看就知道全身是病。她長期以來一直都忙著看病，因為她要輪流看15科的門診，吃的藥量比飯量還多。我還有一位朋友十年來都不吃早餐，因為吃完餐前藥後肚子就發脹了。

現代醫療系統分科看診，科別多得讓人眼花撩亂。你知道中醫有分科看診嗎？沒有！中醫只有一科——全科。

中醫學理一言以蔽之就四個字：**整體平衡**。中醫師透過望、聞、問、切的診斷過程收集病患全身上上下下、裡裡外外，看得見的症狀，看不見的病根、病灶等資訊，然後依循陰陽、虛實、寒熱、表裡八綱辯證的原則診斷，得知一個人的病是因為受風寒、濕氣、熱邪引起的呢？還是起居作息不規律、飲食不當造成的呢？還是情緒不平和，過度憂傷、憤怒、沮喪……引起的呢？病灶在五臟六腑還是經絡不通？要用補法還是洩法調理呢？

醫師收集了全面的資訊後，開藥方調理的目標是讓病患全身的陰陽表裡恢復它該有的平衡狀態。這就是中醫學「整體平衡」的診治概念，醫人又治病的調理法，真是大智慧啊！

人的身體奧祕到任何高超科技都無法徹底檢測、了解的，行醫的人必須心存謙卑敬畏之心，從大自然學習造物主披露在自然界的法則來調理人的身體。

三十多年前的一件往事，開啟我窺探中醫學的豐富內涵，對它產生濃厚的興趣。

老公的一位女同事，眼皮隨時會突然掉下來遮蔽視線，就醫診治被判定罹患「重症肌無力」，吃了一週的藥，病情卻毫無起色。後來經人轉介去看中醫，中醫把了脈後問了一個「莫名其妙」的問題：「你是不是很憂傷？」那女士瞬間淚崩，因為她的母親剛剛去世。

中醫師開了藥，她吃了之後「肌無力」症狀立刻明顯緩解，晚上也睡得好了，心情逐漸平靜下來了。

「醫病」和「醫人」一字之差，學問差得可遠了！中醫師開的是安神藥，平和了她過度悲傷的情緒後，她的「重症肌無力」也得醫治了。

把人看成是一具「身體」而不把人看作一個「人」來診斷治療，盲點太多了。不採用天然生成的藥物而不斷「發明」各式各樣「先進」的藥物給病人吃，這種合成的藥物副作用多，對人的傷害往往大過一個人原來的病痛！

現代醫學因為有這兩個大盲點，導致很多病只能控制症狀而無法醫治，「慢性病」就是這樣來的。很多人吃一輩子的藥卻斷不了病根，被藥物的副作用折騰一生。吃天然的中藥就不是這樣，只要診斷正確、下對藥方，病情就會一天天改善，不會有副作用，也不需要吃一輩子的藥。

透過一個真實的故事來說明天然的藥物是造物主慷慨的賞賜，是創造天地時就預備了的，它們的功能是極其神奇的。

你知道雲南白藥是怎麼來的嗎？古時採藥人在山上採藥時，意外發現山間裡的猴子、猩猩因爭王奪位而群鬥了之後，掛彩受傷的猴子、猩猩們，會不約而同走向山裡吃不同種類的「草」。採藥人發現那些受傷的猴子、猩猩們的傷痕很快就復原了而甚感好奇，於是追蹤觀察，採下牠們吃過的「草」回去調配，最後調製出治療創傷聖品——雲南白藥。

這事實說明什麼？

所有的天然植物幾乎都被賦予被創造的價值。「天生我才必有用」不僅適用於人類，也適用於所有的被造物。

大自然界裡的動物被創造時，同時被賦予求生的本能，而這些本能往往是人類的「老師」。師法大自然是上帝給人類的禮物，但「文明人」卻遺忘了它，可惜啊！最好的藥物是上帝早已預備好賞賜給人類的，渾然天成的；相對的，人合成的藥物副作用多。古人說：「順天者昌，逆天者亡。」其意義應不侷限在政治領域。

總而言之，全人關懷，身心整合調理，照顧身體內外整體的平衡，才是醫療的最高境界和目標。

我幫人調理閉經、經痛、子宮病變等症狀時都是全面調理，所以通常閉經三個月的人經過調理之後，月經第二天就來了。之後再經過一段時間的調理，身體就能恢復健康。但是，一般人自我調理的能力不夠，除了經常自己按摩保健、調理之外，若有婦科症狀，建議還是及時找德術兼備的中醫師把脈吃藥調理。

按摩有補法、洩法之別，急救時或對重症、虛症者一定要講究按摩的手法、力道、方向，但平時保養只要掌握放鬆、借力使力和「三同」要領即可。

1. **放鬆：**全身放鬆，被按摩的部位也要完全放鬆。「鬆則通，鬆則透」，這樣氣血才容易暢通，按摩的力道也才能透入反應層，按摩的效果才會好。

2. **借力使力：**「按」的意思是力道下放到被按摩的部位，「摩」是守住「按」的力道移動位置。按摩時要藉助身體放鬆產生的重力來「按」，藉助身體向前推（不是向前屈身喔！是從腰部往前推，上半身保持直立）或向後移動產生的力道來帶動雙手，按摩時兩隻手是不往前往後移動的，這樣按摩力道能透入反應層，按摩起來舒服又有效果，而且雙手輕鬆不會痠痛。

3. **三同：**同一次按摩，按摩同一個區塊時，不用在乎經絡的走向，不要來回按摩，掌握「順手容易操作」的原則同一方向按摩即可。至於一次按摩多久、多少下，那就自行斟酌，各隨己意了。「師父引進門，修行在個人。」實際操作了慢慢就會知道怎麼做，做到什麼程度了。

上述的按摩方法只是消除症狀的治標之道，若要治本，就先要探討出現那些不健康症狀的原因。

我們可以這麼說：很多婦科病症都和「肝」脫離不了關係，都和情緒有關係。

這裡所謂的「肝」，是中醫學概念的「肝」，它不只是指肝臟（實體臟器）和肝經（氣無形的通路），它同時說的是人的身體和情志都需要舒暢、開展、宣洩的這種特質。

舉例說明：一個人若承受過度的壓力，或經常抑鬱不樂，這違反「人的身體、情志都需要舒暢、開展、宣洩」的特質，所以很容易出現肝氣鬱結，胸悶不適的症狀。

前面說過，只要沒有懷孕，經血就要排得乾乾淨淨才是正常的，對身體才是健康的，這也是「肝」宣洩的特質。而一位女性經常肝氣鬱結的話，慢慢會發現她的月經會開始不正常，可能是月經延遲了，可能是經血量越來越少了，嚴重甚至閉經，若不打催經針月經就不來（但這是一種干擾的動作而不是治本的方法）。

伴隨這些症狀還可能出現經前乳房偶而發脹，若不及時調理，越來越嚴重就會導致乳房經常發脹或持續性的脹痛。

中醫說「憂傷肺」，「肺」的意旨也不是單指一個臟器，它有一個意涵是指「胸腔、胸部」。女人一旦受委屈無法宣洩而氣鬱哽咽時，會感覺從咽喉到胸腔都是悶脹不舒暢的，這是該部位氣血受阻，細胞組織得不到足夠氧氣和營養供應的徵兆，是一個警訊。

女人若經常這樣受委屈，而沒有得到適當的調理或調適情緒，就容易出現「肺」部的病變。了解這一點，就明白為什麼不抽煙、不吸二手煙、很少煮飯的女人也會罹患咽喉癌、肺癌了。事實上，罹患乳癌的人，通常都經歷過一段長時間情緒鬱悶的過程。

西醫若學學中醫，了解不同的負面情緒會對身體產生不一樣的傷害，診斷病症時就不會常常陷入迷霧中，而能讓病患及時得到適當的醫治。（再度提醒，化療是使更多毒素囤積在體內的作法，是飲鴆止渴之舉。）

情緒沒有得到適當的宣洩，會引發該宣洩而宣洩不了的月經問題。一旦月經出問題，若經血滴滴答答的或出現血塊，當月的經血就不容易排除乾淨，沒有「宣洩」徹底，子宮裡積滯著廢血就容易有病變。

所以，**月經反映出女性的健康**，輕忽不得。我們必須懂得讀出它發出的警訊，否則任憑症狀繼續惡化，後果堪憂。

有的人經血越來越少，甚至閉經，幾個月不來月經，去醫院打催經針以後月經才會來。這種「被動式」的月經來了比不來還好些，至少能排出一些廢血，但仍舊不是健康的反應。

月經一旦正常，沒有經前症候群，沒有經痛，經血量不過多或過少，經血不會滴滴答答的，月經前後沒有褐色血漬，自己平時又懂得保養，不吃冰、不熬夜，情緒管理得好，養成隨時疏通全身經絡的習慣，偶而把自己的一雙腳好好按摩一遍，或請好中醫把脈檢查一下健康，這樣的養生保健就相當到位了。

除了上述的婦科疾病，如果有子宮肌瘤、子宮內膜異位、卵巢巧克力囊腫、乳房纖維囊腫等，建議就醫，同時按摩、疏通全身經絡。若就醫後感覺良好不痛不癢，以為就是好了，那就容易再犯，因為不痛不等於健康，這是非常重要的健康觀念。

關於懷孕

女人結婚生子，自古以來一直都是天經地義的事，除了少數特殊因素不能懷孕之外。但是曾幾何時，「生不出來」卻成為時下許多年輕人的痛！

為什麼生不出來？夫妻兩人該檢查的都檢查了，一切正常，還是生不出來！於是醫生建議做人工受孕。結果，一次、兩次、三次，受盡折騰痛苦，有人還是生不出來。最後一招：試管嬰兒。千辛萬苦之後，有人總算成功了！遺憾的，有人還是失敗了。

中醫師幫不孕夫妻調理身體而成功懷孕、如願得子的比比皆是，透過足部按摩、經絡調理而懷孕、得子者亦所在多有。兒女是上帝所賜的產業，生兒育女是天經地義的祝福，懷孕生子真的有這麼困難嗎？經過檢查一切正常卻仍然不孕的原因到底是什麼？

讓我舉個實際的案例來說明好了。

有一對三十多歲的夫妻，結婚三、四年了膝下猶虛，就醫檢查，太太一切正常，先生的精蟲數較少且活動力不足。根據檢查結果明顯可知，不孕的問題出在丈夫身上，而不是太太。

我幫他們夫妻按摩後的判斷卻不一樣，我告訴他們，先生的精蟲數較少且活動力不足，這應該是事實，但容易調理。不過太太的子宮和卵巢功能相當弱，需要調理一陣子之後才能受孕懷胎。我說明之後請他們調理半年後才懷孕，不然即使受孕了恐怕子宮也承受不起懷胎的負荷。

兩夫妻每週一次的調理，不到兩個月後他們透過朋友傳話給我說太太懷孕了，為了避免動胎氣，他們決定停止按摩。我心中暗叫不妙，但什麼也不能做。

一個月後，那朋友告訴我，那位太太流產了。啊！我暗自叫苦。

又過了兩個月，他們夫妻又來找我調理身體。我知道他們得子心切，但還是不得不苦口婆心勸導他們避孕幾個月，一面按摩調理身體，同時找德術兼備的中醫師把脈開藥，雙管齊下以縮短預備懷孕的時間。

兩夫妻對於我的勸說默然以對，我也無話可說了，我能做的，就是竭盡所能協助他們了。

兩個月後朋友又來了，告訴我那位太太又懷孕了，他們夫妻不來按摩了。

不久我又獲知她流產的消息。唉！太遺憾了。從此我們失去聯繫。

好幾年後，我側面得知他們幾度經過人工受孕、試管嬰兒的辛苦過程後，終於如願以償生了一個女兒。這個好消息讓我如釋重負，卻又遺憾他們夫妻忍受了千辛萬苦，受了許多罪。

原來，「天下父母心」，「天下父母辛」啊！為人父母的大愛與艱辛，並非從兒女誕生以後才開始，而是從「想要當爸爸媽媽」的那一刻就展開了！

相對之下，二〇〇八年我住在昆明時，幫一對年近四十歲的澳洲夫婦調理身體，太太接受我的勸導在調理身體的過程中避孕，半年後順利懷孕，喜獲麟兒。

如果平時就注意健身養生，飲食節制，起居生活正常，適度運動，保持氣血暢通，就能時時神清氣爽，不病不痛過生活。這樣，懷孕生產就能心想事成啦！

為什麼有那麼多時尚年輕人不孕？

如果你買了一間房子，你會不會殫精竭慮去規畫它，成為你夢想中的幸福窩？你會花時間用心布置好它直到你滿意為止才會入住，是吧！

我們不會隨隨便便買一間條件不合己意、狀況不佳的房子就將就著搬進去住，住得不舒服、不暢快也勉為其難賴著，不是嗎？那麼，我們是否也該為我們的寶貝好好預備一個適合他們健康成長的「家」呢？

我認識一些年輕人，生活起居隨興，穿著飲食恣意，完全沒有顧忌。即使準備進入婚姻生活了，仍然不改舊習，及時行樂享受當下。我委婉勸誡他們節制飲食，注意健康，反被揶揄那是我們老人家的陳舊老套。

他們進入婚姻後，即使決定生小孩了，還是大口吃冰，恣意熬夜。身體健壯的人順利懷孕生產，孩子出生後罹患異位性皮膚炎的卻不在少數。唉！讓孩子泡在「冰宮」裡十個月，要孩子健健康康的，太為難他了吧！年少不更事，不信老人言，自己辛苦，無辜的孩子跟著受苦，情何以堪？

而體質較差的人呢？因為飲食起居生活不正常，先天不良加上後天失調，真是雪上加霜。一旦想要孩子了，卻怎麼也生不出來了。

也有些年輕女性非常在乎身材體態，這個不吃那個不吃，斤兩計較體重身材，卻疏於運動健身，不知不覺就把身體搞得單薄瘦弱了。等到想懷孕時卻發現一波三折仍大失所望，真是得不償失啊！

另有一些女性一直很難懷孕，她們並非身材單薄體質虛弱型的，而是因為長期壓力過大、情緒不佳或飲食不節制且不愛運動，以致全身經絡不通、肌肉僵硬，渾身到處痠痛到碰不得。這樣的女性和那些體重過重的男人一樣，全身負荷過大，就像背負重擔前進的人一樣走不快、跑不動，這種人身體的健康度不足，要擔負傳宗接代的使命就相對困難了。

以前的人終日辛勤勞苦工作，營養不足，卻都還能生下四、五個，甚至十幾個孩子（看看影片上被兒女環繞著的非洲婦女就可以想像理解了）。現代人生活不虞匱乏，卻往往生不出孩子，或生不出健康的孩子，為什麼呢？

女人打從懷孕那一天開始，你就是尚未謀面的寶貝的唯一靠山，是孩子健康的保障。所以，疼愛孩子就要先照顧好自己的健康，為他預備一個最舒適健康的生長環境。

現在食安問題重重，稍微不小心就會吃進一堆傷害健康的食品。我常提醒年輕人，為了自己和下一代的健康，飲食要均衡正常，還要節制口腹之欲，少吃零食，起居生活要規律，要適度運動，懂得抒解壓力，這些都是為胎兒預備健康舒適的「家」的基本條件。

自己健康了，懷孕過程會比較輕鬆些，自己才有足夠的「健康本」來養兒育女。其次，體質會遺傳的，所以父母的健康是投資家人健康的「資本」，獲利者是全家人啊！人無遠慮必有近憂，要怎麼收穫就要怎麼栽，深謀遠慮的人終必得嚐甜果的。

懷孕是天經地義的事，卻是女人一生的大事，除了調養好身體帶給寶貝祝福之外，還有一些建議：

1. 保持情緒平穩。胎兒也是一個人，只是尚未發育完成而已。他與媽媽不只是透過臍帶身連身，他與母親也是心連心的！所以孕婦的情緒時時都牽動著胎兒的心情，影響他誕生後的情緒。
2. 飲食正常、天然，遠離人工甘味劑、刺激食物、冰品。
3. 適度運動（鬆筋操）、按摩，促進新陳代謝，做好體內環保，給腹中的寶貝最乾淨優質的成長環境。

4. 常常按摩腳背前段的乳房、淋巴反射區，以利哺乳時乳腺通暢，不致脹奶而受苦，生產後仍可常按摩上述反射區。

5. 到了預產期或臨盆時，稍用力按摩第五腳趾甲外側的「至陰穴」，能促進子宮頸順利開張。

坐月子

生完小孩為什麼要坐月子？這是許多年輕人常質疑的問題。「人家老外生完小孩兩三天後就照常上班工作，為什麼我們黃種人就非要坐月子不可？」

年輕人質疑坐月子的必要性，很大因素是因為坐月子忌諱多，老人家交代你坐月子時要吃油膩膩的麻油雞酒，還不可以洗頭、不可以碰冷水、不可以外出、千萬不能吹風受涼、不可以吃冰涼的、不可以……，說不完的限制，聽了就反感。這樣怎能說服年輕人遵守「坐月子的規矩」呢？對於坐月子為什麼要那麼講究，當然也就興趣缺缺了。

年長者憑著經驗，知道若不好好坐月子日後就有苦頭吃，但是她們只知道要這樣做，不可以那樣做，卻說不出為什麼要這樣、不可以那樣的原因和理由。這對普遍存著「只要我喜歡有什麼不可以？」心態的年輕人來說，是沒有任何說服力的。

於是，年輕媽媽寧可花大筆鈔票到月子中心吹冷氣，讓人服侍得舒舒服服的，隨心所欲的享受一段少奶奶日子，也不要真心愛她、處處為她著想的婆婆媽媽在一旁嘮叨而耳根不得清靜。

新手媽媽真的非常辛苦，期望不受限制、嘮叨而能隨心所欲安排坐月子的生活是人之常情，情有可原。但是，不了解坐月子的重要性，卻真的是一件非常遺憾的事。

我舉幾個坐月子的案例供大家參考：

・案例一

一位在八月生產後的媽媽出院時，先生開車在門口等她。醫院外飄著毛毛細雨又吹來一陣風，她感覺一陣涼意，打了個噴嚏，但她並不以為意。回家後她覺得身體不太舒服，以為是太累了，多休息就好，卻不知道她已經感冒了。

等惡露排完了（但未必完全排乾淨）開始吃婆婆煮的麻油雞，沒想到吃了之後感覺渾身不對勁，但她完全不知道這跟她感冒了又吃燥熱的麻油雞有關連。

她的身體越來越不舒服，吃了麻油雞的第二天，竟然惡寒畏冷和全身燥熱如火焚燒的兩極症狀交替出現。家人緊急將她送醫，折騰了半天，急診室醫師對於她的病情說不出一個所以然來，於是家屬又將她送來找我。

很明顯的，這是感冒後的寒氣被麻油雞的燥熱封鎖住了，體內寒熱失衡而產生對抗現象，產婦的身體頓時成了一個戰場。而寒熱對抗的過程中，會使身體裡許多部位的氣血堵塞不通暢，難怪讓她極度不舒服，而且全身疼痛不堪。

解決的方法是疏通她全身的經絡，使她出汗，讓她體內寒熱恢復平衡，解除「身體是戰場」的苦狀。

因為她極度不舒服又全身疼痛，一開始我只能輕輕的推摩她的四肢和背部，一陣子之後加重力道推摩，過了將近一個小時她出汗了，我才開始按摩她的一雙腳。

八月天，她進我家門時是穿著運動夾克裹著毯子，表情痛苦的佝僂著身子，出汗後，她的表情頓時舒緩開展了。

那一次的經歷讓她一生受用不盡，她開始學習調理身體，學習按摩，她自己越來越健康，也把家人的身體調理得更健康。

・案例二

一位產婦生產時打無痛分娩針，因為醫護人員的疏失，點滴管打折以致藥液沒有輸出，護士不察又給產婦打了一針。不巧打了第二針後，點滴管暢通了，雙倍的藥液讓產婦下半身失去知覺，導致胎兒要誕生時，產婦完全無法使力，只能靠醫護人員為她推腹部才得以生產。

生產後產婦的下體紅腫發炎，醫護人員於是用冰塊冰敷，等產婦下體恢復知覺感覺寒冷時，傷害已經形成了。

時值六月天，當晚產婦蓋著兩條厚被子還開著暖氣，卻仍冷得打哆嗦，她說那種寒冷是從骨頭裡發出來的冷，和氣溫低的寒冷感覺是不一樣的。

我去幫她按摩時，她躲在厚厚的被窩裡直叫冷。我用熱騰騰的遠紅外線刮痧按摩器在被窩裡不斷按摩她的一雙腳，將熱能輸入她的五臟六腑裡。如此連續四天，每天一個多小時的按摩，她畏冷的症狀逐漸緩解、消失。

爾後她經常ＤＩＹ按摩，至今數年了，那種發自骨頭的畏冷現象，也就從來沒有再出現過。

冰敷產婦的身體，大概只有美國的醫護人員會幹這種蠢事，華人醫師這方面還是比較有概念的。

▪ 案例三

病程長療程相對長，相對於第二個案例，以下這位媽媽所受的苦可就多了。

她是原住民，學生時代一直是個運動健將，結婚前幾乎沒生過病。她說，生老大時，媽媽只做麻油雞給她吃，吃得她身體裡隨時像一把火在燃燒。有一天她實在受不了了，於是趁著家人不注意時，偷偷喝了一瓶冰可樂，啟開她十年夢魘的序幕。

現實生活中有「水火不容」的物理現象，但是灌進肚裡的冰可樂並沒有澆熄她體內的熱火，反而使她感覺渾身有說不出來的不舒服。

往後十年中，頭痛、胸悶、筋骨痠痛、心悸、經痛、手腳冰冷等症狀相繼出現，而且頻率越來越高，嚴重程度日益加深，有時她會突然感覺胸口緊繃得讓她吸不到空氣而送醫急救。

她越來越消瘦，氣色越來越差，精神體力越來越不濟，但是醫師都查不出她有什麼病，她也不明白自己是怎麼把身體搞成這樣的。

女兒讀小四時，她來上按摩課，我看她的氣色不太對勁，上課時常常會刻意挺直身子深呼吸。詢問原委後，她才恍然大悟十年前的那一罐冰可樂勁道有多強，對她的傷害有多深遠！

上按摩課的過程中，我偶而幫她調理一下身體，她都會突然感覺全身寒冷得難以自持。於是我告訴她，要積極持續的調養身體，直到她更健康時，才能承受得起祛除體內寒氣的辛苦過程，根本解決她的沉疴重症。

有一個下雨天她突然來找我，嘴唇發白，說話微微顫抖：「我好難過，老師，快點救我。」

我為她按摩兩三分鐘後，她竟然全身大幅度的顫抖。我立即為她披上外套，幫她蓋上被子，還用電熱器就近烤她，但她露出來的雙腳竟然還是冰冷而抖個不停！

我頓時意識到，潛藏在她體內多年的頑強寒氣已經被攪動了，無法再安然盤據其巢穴中，是將它驅趕出體外的時候了，於是加強勁道努力為她按摩。好一陣子後，她有氣無力的說：「感覺胸腔裡有溫度了。」

我兩手發痠，身疲力乏，但打鐵需趁熱啊！於是加緊繼續為她按摩。漸漸的，她體內的寒氣慢慢往四肢末端竄動。我用手觸摸她的雙腳，發現大腿的溫度和小腿的溫度一溫一涼，腳掌、腳趾卻是冰得嚇人。

這時我已經全身癱軟了，但是既然費盡九牛二虎之力才將盜賊從巢穴中揪出來，我怎能前功盡棄？即使筋疲力竭也要拚了，將它徹底殲滅啊！於是喝一杯提神飲料，準備繼續追殺窮寇。

回頭一看坐在按摩椅子上的她，滿臉倦容，一身疲憊狀態，原來我在她體外支援她，而她的體內才是真正的戰場。於是，我趕緊給她喝一杯高濃度營養素，又不斷讓她喝熱開水，以提高她的作戰力。

好一會兒，聽見她悠悠的說：「到指尖了！」我摸摸她的手指尖和腳趾尖，果然冰涼得不得了，而手掌和腳掌都是溫溫的。

加油！我們彼此打氣，通力合作奮戰。我為她敲打經絡、按壓穴位、揉推背部，用盡各種方法全力逼趕寒氣。

皇天不負苦心人，感謝上帝垂憐，一場艱辛的纏鬥苦戰終於告一段落，她終於全身上下都溫暖了。我們兩個人都身心俱疲、全身癱軟，但那種驅逐頑敵出境的得勝感覺，即使十年後的今天回憶起來都甚感欣慰。

那次苦戰之後，我再三提醒筋疲力竭的她要持續調養身體，才能慢慢恢復被頑強寒氣傷害過的身體。她後來的確經歷了兩、三年反反覆覆，時好時壞的調理過程，最後才享受到十分健康的甜果。

・案例四

最後說說我個人的親身經歷。

我兒子六月底誕生，時值酷夏，我們住的房子不到二十坪大，房間兩面牆會西曬，家裡沒有冷氣，坐月子期間整個月都沒有下過一場雨。

我大概可以揣測出當你讀到這裡的時候，臉上會有什麼表情了。沒錯！我在烤爐裡坐月子，早上用手觸摸牆壁時，都可以感覺到它高於體溫的暖度。別驚訝，我整個月都沒有洗頭，婆婆天天燒開水等它降溫了之後讓我洗澡，我知道她用心幫我坐月子，但我度日如年，胸中一把怒火難以止息。

我日夜帶兒子，白天沒得歇息，晚上熱得無法安眠。有一天晚上，一氣之下豁出去了，我開電扇對著牆壁吹，享受著「二手涼風」吹在身上的幸福感而慢慢睡著了。

豈知天還沒亮我就痛醒了！我腹痛如絞，蹺著身子抱著肚子在床上打滾，把全家人嚇壞了。他們緊急將我送醫急救，急診室因我是產婦，把我發配到婦產科去，婦科醫師說我沒病，轉到腸胃科也說我沒病，醫師正思考著要把我送去哪一科時，痛不欲生的我對老公說：「我不想死在這裡，帶我回家等死吧！」

回到家，婆婆找來一位中醫師，來家裡為我把脈。醫師切脈不到一分鐘後便鐵口直斷：「受風寒了。」老公跟著醫師回去，帶回兩包總價六十元的中藥回來熬，我喝了一碗湯藥後就不斷跑廁所，又泄又排氣，幾個小時後肚子完全不痛了。

讀到這裡，各位就明白為什麼老人家會三叮嚀四囑咐，產婦絕對不可以碰冰涼受風寒了。

為什麼產婦這麼虛弱？

回答這個問題之前，讓我們先回想一下月經來時的情況：容易出現頭痛、食慾不振、腰痠背痛等平常不太會有的症狀。若經期時感冒受寒或吃了冰品，出現的症狀就更多，病情就更嚴重了。

再說，我們一旦感冒或腹瀉，全身頓時就像洩了氣的皮球般癱軟無力，元氣突然消失大半似的。

事實上，我們的身體隨時都承載著接近極限的負荷，所以只要快跑一段路、連續爬幾層樓，我們就會氣喘如牛，因為身體的負荷超過它的極限了。因此身體要有足夠的休養生息，否則它遲早會抗議為難你，讓你沒好過。

女性每個月都要為可能來報到的寶貝預備一個「家」，寶貝不來，就要拆毀這個「舊家」，準備重建另一個「新家」。所以每當月經來時，身體是處在「過度負荷」的階段，若非體質夠好、身體夠強健，就會出現平常沒有的腰痠背痛等症狀，提醒女性要特別保養休息。

有經驗的女性，會在月經後吃些調補性的中藥調養身體，這是投資健康的明智之舉。不過要提醒朋友們，每個人的體質不一樣，一個人的身體狀況也會因內在、外在種種因素而隨時在改變中，所以調補身體一定要找中醫師把脈開藥方，不要聽說別人吃了什麼方子對身體好，自己就跟著吃相同的藥，這是相當冒險的。

一個月排出幾天的經血，對女性的身體來說都是超出的負荷，更何況懷胎十月長期負重度日的孕婦！女性的辛苦只有過來人才能體會領悟，那種生產過程的艱辛與陣痛的折磨，哺乳育兒過程天天過度消耗元氣精力的負荷，若非靠天性的母愛與堅韌的生命力支撐著，誰能忍過度過？

女人當了媽媽之後，突然變得比男人更堅韌勇敢，但是剛生完孩子的媽媽，身體卻是過度消耗得像紙糊似的，禁不起一陣風，受不了一點寒。你知道嗎？我們的祖先累積許多經驗後，才懂得怎麼為產婦保養顧惜身體，好讓她能健康活著養育兒女長大成人，這是先人的智慧啊！

古代產婦坐月子為什麼要吃麻油雞？

坐月子是先人流傳下來的智慧，但我們是否就墨守成規，依樣畫葫蘆照古人的方式坐月子呢？不！而是探討古人為什麼這樣做，為什麼不那樣做，擷取其精神原則，並配合當今的生活環境與條件，加以靈活調整運用。

產婦精力元氣過度消耗而特別虛弱怕受風寒的事實古今不變。古代的居住條件差，浴室是用茅草搭蓋的，避雨而不防風，洗澡時容易受寒。所以我們的祖母、媽媽時代，坐月子時只能擦澡而不能洗澡，至於洗頭就更不被容許了，因為當時沒有吹風機啊！現在禦寒的條件好，只要不受寒，以前坐月子不能洗頭、洗澡的禁忌當然就可以解禁了。

坐月子吃麻油雞，對老一輩的人來說是天經地義的事，但是為什麼要吃麻油雞呢？老年人說不出一個所以然來，而年輕一輩拒絕吃麻油雞的理由又是什麼呢？一樣沒有答案。因此，吃不吃麻油雞，婆媳母女之間為此舌戰、鬧翻的大有人在。

古代生活貧苦，除非是官員或富貴人家，不到過年過節，一般人平時是無肉可吃的。閩南話有句嘲諷人家沒見識的俚語：「沒吃過豬肉也看過豬走路。」平民老百姓養豬是要賣給屠夫，豬肉是富貴人家才有的桌上菜餚。

窮人家平時可以吃到肉的唯一例外，就是婦女生產後進補。用什麼補身體？就地取材。因為家家戶戶都會養雞釀酒，加上到處可取得的麻油和薑，就能煮出一道香噴噴的麻油雞酒了。以前的人平時只能吃到蔬菜，體質偏寒涼，而麻油屬性燥熱，剛好可以藉以調和體質，所以，麻油雞酒是產婦的最佳補品。更窮苦的人家吃不起雞肉的，那就吃酒釀，也是溫熱補身的食物。所以，坐月子吃麻油雞酒，是有它的必要性和時代背景的。

一方水土養一方人，產婦坐月子時，臺灣的產婦大都吃麻油雞酒，有些地方的人則吃酒釀，有些地方的人吃薑泡酒泡醋煮蛋……吃法各有千秋，不一而足。除了有就地取材的方便性因素之外，和當地的水土氣候也有相當大的關係。但綜合觀之，華人坐月子產婦所吃的食物，幾乎都是偏熱性的，可見這是基本原則，現代產婦掌握這個原則而變化食材就行了。至於吃不吃麻油雞酒，就看個人體質，隨個人好惡自行選擇了。

我建議你懷孕時，就找一位德術兼備的中醫師把脈，了解自己的體質屬性，諮詢坐月子時飲食當注意哪些事項。生產後再請中醫師針對你的體質和當時的身體狀況，為你開生化湯和調補身體的藥方。

一個人的飲食、起居生活、工作性質、情緒、人際關係……，舉凡生活的種種，都會影響一個人的健康。此外，氣候（濕度、溫度、風力等等）和環境（空氣、飲水、噪音等等）也時時刻刻影響著我們。

二〇一七年七月，我在美國的聖荷西十天，天氣很熱很乾燥，我每天不斷喝水又吃了很多水果，早也吃，晚也吃，仍然時時感覺乾渴。

我是虛寒體質的人，即使在夏天，我吃水果都相當節制謹慎。我若在清早或晚上臨睡前貪吃了一點水果，晚上入睡後不久就會咳醒過來，這是白天透過寒涼屬性的水果潛入我體內的寒氣被逼出體外的反應。

但是在加州的前幾天，我喝冰涼的水（旅店提供的，沒得選擇）、吃冰優酪乳和很多水果，我沒咳過一聲。然而就在快離開的時候，我開始感覺喉嚨有痰，就節制不吃冰優酪乳、喝冰水而勤運動了。因為我的體質和長年居住在此、天天受當地氣候影響的人的體質還是不一樣的，所以我無法像他們一樣長久持續吃喝冰涼食物。

這就是「一方水土養一方人」的真義。

老外不坐月子，為什麼也能活得好好的？

前面說到老外對華人坐月子嗤之以鼻，但她們還是活得好好的，憑什麼？

古人說：「一方水土養一方人。」每一個地方的水土、氣候都不同，生長其間的人類，經過幾千、幾百年的適應形塑出來的體質，已經和當地的水土氣候調和了，所以甲地的人到乙地去，就往往會出現水土不服的情況。了解這一點，就知道不僅不同膚色的人體質不同，即使住在不同地方的同種同族人，體質也會不一樣。以臺灣彈丸之地來看，漢人和原住民的體質就相差不小，不是嗎？

既然人與人之間有存在多樣的不同質，就不必相互對照比較或依樣畫葫蘆了。了解自己的體質，依照自己的需要調養身體，是最輕鬆而且最有利的。

有一位女士大學畢業後，離臺留美深造，在異鄉工作、結婚生女，比照老美規矩沒坐月子，生產後第三天就冒著風雪開車上班去。二十多年後她回臺來找我調理身體，談起她生完女兒後健康直線下滑的情景，哀嘆傷感之情讓人不忍。她沒敢再生老二，為自己沒有堅持好好坐月子而遺憾一輩子。

現代產婦坐月子時要怎麼吃才健康呢？

我們已經了解產婦必須坐月子的原因了，接著要來說產婦怎麼吃才健康之前，我先說說我幫女兒坐月子的經驗。

女兒在美國生老大、老二，我受邀去幫她坐月子時，遵照中醫師朋友的指導，帶著他為女兒越洋問診後開出的二十帖生化湯和十帖補藥，又帶著「好媳婦」煎藥壺飛到西雅圖去。這位交情二十多年的中醫師朋友非常了解我女兒的體質，也知道美國的食物令人搖頭，所以指導我怎麼煮給我女兒吃。

我在華人超市挑選了各種能燉湯的根莖類和瓜果類，挑選味道調和的，和不同種類的魚一起燉湯，燉上兩個小時，天天讓女兒喝這種大雜燴湯。每天又熬一帖生化湯，二十天後才開始熬補藥喝。

女兒回臺生老三時，月子餐和在美國時所吃的有天壤之別，但是依然先吃了二十帖經醫師把脈開方的生化湯之後才吃補藥。令人欣慰的是，她三次生產都把身體調理得相當好。

一方水土養一方人，但是在美國是一方之人吃來自四面八方的食物，蔬菜是不合時節的，是用化學肥料、農藥種植出來的，實在不好吃。魚類還好一些，但是豬肉、雞肉等肉類都讓人食之無味，真無奈！

先天不良的食材，只能靠後天的烹調方法勉強擷取出食物中的營養，和調整食物的屬性，讓產婦得到最高的滋補，至於口感、口味只能將就了。

產婦坐月子時所吃的食物，對她的健康影響甚大，要注意些什麼呢？為什麼要喝那麼多帖生化湯呢？

1. 選擇食材時，除了要注意食物的營養成分和衛生安全之外，還要注意食物的屬性。掌握食材和產婦體質的屬性，讓產婦吃喝合宜的食物。

2. 烹調的方法會影響食物的屬性，配合產婦的體質選擇食材，有些食材偏涼或偏燥，可以透過調理方式而加以調整。

3. 給產婦喝二十帖生化湯的原因如下：從前的女人天天勞動排汗，吃喝的是天然食材。又因為生活不易，三餐裹腹已經不容易，體內沒什麼機會累積廢物毒素，所以產後喝幾帖生化湯促進子宮收縮，就能徹底排出惡露。

現代女性則不然，不愛運動者居多，怕曬太陽少流汗，多吹冷氣愛吃冰，所以體內寒氣濕氣重。很多女性有經期疼痛症狀，經血裡有血塊。有此現象者通常月經結束時還沒將經血完全排出體外，累積久了子宮就容易出現許多病變。

產後是產婦最虛弱的時候，卻也是調養身體的最佳時機。產婦多喝生化湯，不僅讓子宮徹底排出惡露，還能調理子宮的機能。若惡露還沒排乾淨就吃補，把寒氣濕氣毒素封鎖在子宮裡，恐怕後遺症會很多。

現代女性罹患子宮病變的比例為何偏高？和每個月生理期的經血和產後的惡露沒有完全排乾淨不無關係。

坐月子還有哪些要注意的事項？

1. 注意保暖，不要受寒，在冷氣房裡要穿長袖、長褲、戴帽子。
2. 不要吃喝低溫及屬性寒涼的飲食。
3. 多休息，但仍要適度運動，伸展身軀活絡筋骨、暢通經絡。
4. 少看電腦、手機，月子期間保養眼睛是相當重要的，多按摩眼部周圍穴位。

給女人的忠告：要運動

不愛運動的女人何其多！

華人不愛運動的女人偏多，因為自古以來，女人就被灌輸要犧牲小我、成就家庭的觀念運動會占據服務家庭的時間和體力，而女人永遠有做不完的家事，加上女人愛美的天性，普遍怕曬太陽、怕流汗，所以絕大部分的女人和運動是沒有交集的平行線。

我的健康狀況落到谷底之前，除了學生時代上體育課，我也是不運動一族，我從來就沒意識到自己是需要運動的。

一顆球只有落到硬地時，才會全力向上彈起。我是在走投無路時，被中醫師點醒之後，才開始學打太極拳保命的。運動了一陣子，健康開始有了起色，享受到神清氣爽的美好感覺後，才明白人原來不只需要勞動，也需要運動，因此我才慢慢建立運動的觀念，並培養出運動的習慣。

為什麼要運動？強筋健骨、增加體力、促進新陳代謝、提高免疫力、遠離疾病……，這些全都是運動的目標。但是，要透過怎樣的過程才能有效的達到這些效果？那就是打通全身經絡，而其中最直接有效的方法是練氣功。

我學太極拳的動力，是希望活長命看兒女長大，學習氣功的過程是漫長而辛苦的。但是日積月累下工夫之後，一旦領悟到氣功的精髓，在一抬手一舉足之間，隨著一呼一吸而氣血、勁道運行全身，確實能打通全身經絡，強筋健骨而渾身通暢舒適。

所有的運動都有它的好處與作用，重點在：**你要透過什麼運動而達到怎樣的目標？**一個人常不常運動？運動的效果如何？從他的氣色、走路的姿態一眼就可以分辨出來。

有些人告訴我，他的運動是散步、走路。中青年人以走路為運動，表示他平時不常走路。這樣的人每天要花多少時間、走多長的路，才能累積足夠的運動量而暢通經絡、舒展筋骨，鍛鍊出強健的體魄呢？

現代人因為環境污染、食安問題，以及壓力過大導致肌肉僵硬、筋骨緊繃、經絡不通、自律神經失調等障礙的情況普遍而嚴重，足夠的休息和運動是必要且重要的。

每個人都有不同的興趣，連運動都各有好惡。以我為例，我是工作取向的人，舉凡登山、跑步、游泳、打球……都是三分鐘熱度，難以持續。連打拳、做鬆筋操都是靠意志力進行，只有按摩、敲打經絡是不需要用意志力堅持的。三分意志力加七分興趣，我如今就是靠大量勞動和每天平均大約三十分鐘打拳、按摩或鬆筋操維持健康的。

我不愛運動，又為什麼堅持經常打太極拳？因為打太極拳能同時疏通經絡，促進氣血循環，又強筋健骨。幾乎沒有其他的運動能在短短的時間內就可以同時達到這麼多的益處。氣功難學但值得學，它有許多其他運動很難達到的效果，長年練氣功的人幾乎百病不侵，即使耄耋之年依舊耳聰目明、身手矯捷。

建議你找出你能持續做的一、兩項運動，養成運動的習慣後，在運動時用心思考，揣摩怎麼能做相同的動作，而能收到更高的效果，也就是讓運動能使你的健康收益最大。比如我打兩次「鄭子三十七式太極拳」約花十五分鐘，但這十五分鐘裡的每一秒鐘，我都用心體會怎麼運氣、運力，讓氣血循環達到最佳狀況。即使你是跑步、走路、爬山、游泳，都可以用心體會怎麼在運動過程中讓身體放鬆到極致，這樣就能收到更好的運動效果。

不同的人做相同的運動，可能產生相異的效果，這就是「師父引進門，修行在各人」的意思了。

二〇一五年，有一位學了半年甩手功的先生來按摩，問我按摩、運動有何訣竅？我的答案只有一個字：「鬆」！那年冬天非常冷，身材單薄的他天天甩手二百下卻常常手腳冰冷。我請他甩手給我看，然後我示範給他看，請他比較兩者的不同。他看出來了，也明白了，我又進一步指點了他。

一個月後他再來時，見面的第一句話竟是：「老師，我的手腳都熱呼呼的了！」

不同的人做相同的運動，可能產生不一樣的效果，而每個人適合的運動也不一樣喔！為什麼？這和個人的體質、健康狀況有關。

一位朋友因為背後膏肓位置疼痛，有人建議她去游泳，因為捷泳和蛙式都會鍛鍊到該部位。時值夏天，於是她天天去晨泳。過了一段時間，她的膏肓部位疼痛的痼疾緩解了，但是，另一個困擾她的症狀卻出現了。

「為什麼我總是覺得頭昏昏重重的，很不舒服？」她問我。我說：「因為你的體質不適合游泳和泡湯、泡腳。」

游泳、泡湯泡腳是多麼好的運動和養生方法，我竟然說她不適合！很多人聽我這麼一說，都會瞪大眼睛質疑我。其實不是這些運動和養生方式不好，而是因為個人體質不適合！

所有的運動都是中性的，好或不好因人而異。這位朋友有一種「濕阻」的體質，就是她體內多餘的濕氣不容易排出體外，然而外界的濕氣卻容易侵入她的體內。這種體質的人若泡在水裡，她的皮膚比一般人更容易吸水。我們的皮膚的確是會吸水的喔！不然女性塗抹在皮膚上的化妝水、保養品到哪裡去了？

有「濕阻」體質的人，濕氣若滯留在筋骨、關節裡，天氣一變化，他的筋骨關節就成了「氣象臺」，也就是罹患風濕性關節炎了。

食物也有它的特質，凡是有筋骨病症的人，一旦吃了香蕉、糯米等食物，筋骨就會特別不舒服，因為這些食物也有妨礙濕氣排出體外的「濕阻」特質。有濕阻體質的人不宜泡在水裡太久，比較適合多流汗的運動，讓體內的濕氣排出體外。

身體十二條經絡中的膀胱經，是負責散熱祛濕的，所以夏天如果中暑流不出汗，就在背後的膀胱經上刮痧。痧一旦浮顯在體表，膀胱經疏通了，汗水排出來了，整個人就舒暢了。有「濕阻」體質的人，在濕熱的夏天，若能隨手一支敲敲樂，隨時敲打震盪肩頸後背，促進膀胱經暢通，就能擺脫中暑的威脅和痛苦。

若是因為怕熱、怕中暑而吃冰，或是長時間躲在冷氣房裡，那麼即使夏天少中暑，但是到了秋冬時節，潛藏在你體內的濕氣、寒氣就會竄出來作怪，讓你常常感冒而不容易痊癒。

所以，多了解自己的體質，找到自己喜歡而合適的運動，持之以恒的鍛鍊身體，身體就會回報你一生的神清氣爽。

更年期症狀

我的太極拳老師年輕時身體非常差，生老四時鄰居個個都說她「一隻腳踩進棺材裡」。後來為了四個孩子，跪求一位太極拳老師教她太極拳，苦練幾年後功夫突飛猛進，她的身體和她的功夫一樣好得令人稱羨。

我三十多歲時跟她學拳，因為體力不濟加上家庭、工作兩頭忙，學拳學得零零落落又斷斷續續的，以致十年後我的健康改善不如預期，更年期症狀提早出現，相當辛苦。我問老師的更年期有哪些症狀，她回我：「哪會有什麼症狀？該回去的回去就沒事了，哪來什麼症狀？」我當時如墜五里霧中，回家仔細想了想，才領悟出話中之意。

第二天我問了幾位比我年長的拳友：「你更年期有什麼症狀嗎？」長期打拳身體好的人答案一致：「停經，說停就停，沒有其他感覺。」身體狀況不好的拳友就或多或少、或輕或重都有些更年期症狀。

這些答案啟示了我，只要維持身體一定水平的健康，不僅平時神清氣爽，病痛不找你，年紀大了，連更年期症狀都忘了你。

職業婦女蠟燭兩頭燒，要每天摸黑趕早去學拳、練拳、打拳後再趕去上班，真的不容易，所以不認真打拳的我，更年期症狀不少。但是退休後一頭栽進按摩領域裡鑽研並DIY按摩了半年後，我的健康改善了，所有更年期症狀都消失了！

我周邊的人確實是常常運動或勞動的人，身體比較健康，而更年期症狀相對輕微。而不愛運動、平時就小病不斷的人，一到更年期就出現很多症狀。

我多位伯母、嬸嬸長年在田裡勞動，她們五十歲左右從未聽聞有更年期問題，也看不出來她們被更年期症狀困擾著的樣子，照常勞動，種菜、挑菜上街叫賣。

現在住在苗栗鄉間，每天看到的中年婦女都是身體健壯，鋤地、種菜、挑擔樣樣來，幹活時精力充沛，說起話來中氣十足，完全看不出有更年期症狀，她們的病痛，幾乎都只是因過勞引起的腰痠背痛而已。

這麼說來，更年期症狀的「剋星」是什麼？平時就投資健康，養成運動、勞動的習慣，維持氣血暢通，新陳代謝正常，就能體內無毒一身輕。

建議你，有計畫的投資你的健康，讓積極的學習態度提升你的運動效果，並且換個角度看待「更年期」這個人生階段，讓更年期再也不能威脅你了。

我四十多歲就被更年期症狀搞得天昏地暗、七葷八素，有一年冬天寒流來時，學生都穿得像包粽子似的，上課時總是把門窗關得密不透風，而只穿著薄長袖的我每講課一陣子就必須推開窗戶，探身到窗外「納涼」一、兩分鐘，釋放突來的潮熱症狀後，才有辦法繼續上課。

幾次這樣的現象後，那些被考試煎烤得面無笑容、六親不認的高三生，一看到我推開窗戶，全班就一致抬起頭來，像看一個當街飆罵的瘋子一樣，全是一臉不屑，滿面冷酷與無奈，可能心裡也一致感到羞恥吧！怎麼會遇到一個瘋子老師！

有一天，一向不甘示弱的我在吹風納涼之際，暗中忖度著如何將這群小子們一軍。於是轉身關窗之際，我若無其事，悠悠的說：「我正在更年期。」

一聽到「更年期」三個字，五十個學生幾乎一致「唉！」的長長嘆一口氣。

「更年期有這麼可怕可厭嗎？你們不也是在更年期中！」我不急不徐的語氣，激動了這群「冷血動物」的情緒，他們集體瞪視著我，巴不得把我吞掉似的。

「更者，動也。」我發揮國文老師的專業：「除非你們承認這十幾年來，你的生理、心智都停滯在出生後不久的幼稚階段，或者承認你是發育遲緩的人，否則你能說你不是天天在『更年』的過程中嗎？」

聽我這麼一說，這群原本想要吞吃我的「野獸」瞬間洩了氣，每個人心懷不甘的瞟了我一眼，紛紛垂下了頭。

我們兩個分別一歲多、四歲多的小孫子，每個月都會來鄉下投靠外公、外婆幾天。鈞鈞第一次來時還在學走路，看到樓梯就急急忙忙往上爬。以後再來時，他要求大人牽著他的小手一階一階慢慢往上爬。幾個月後，他甩開大人的手，自己穩穩的一步一步往上爬。

小孫子一點一點的進步，大人看在眼裡、樂在心裡。所謂含飴弄孫，應該是爺奶被小孫子天真無邪的動作和成長的變化逗樂了吧！

不料這回見面時，小小娃兒變了個樣，他開心的笑容不見了！經常冷冷的看著你，對於你的吩咐或指令一派睨眼斜視，相應不理。輕柔安撫，他不睬；扳臉孔對他，他嚎啕大哭，一副慘遭虐待的委屈樣。

他媽媽說，這娃兒提早進入「Trouble Two」的階段，就是老人家常說「連狗也嫌」

的年齡。這期間的孩童已經開始察覺到外界環境的變化，許多路人甲、路人乙這時都突然變成威脅他的「敵人」，讓他心生恐懼。原本無憂無慮的小天使，這時的內心卻常常像澎湃洶湧的浪濤找不到安身之所。所以，每天吃飯、洗澡的例常動作，他現在都需要經過一番「要」與「不要」的掙扎後才勉強從命。

這讓我憶起我的一對兒女，高中階段自我認識、自我接納、自我定位的探索歷程，他們徬徨、掙扎的情狀，看得我一顆心糾結成團，跟著他們痛苦卻又無能為力。陪伴兒女破繭而出的蛻變過程，父母最需要的是忍耐——忍耐的看著、等著而不插手，忍耐看著兒女自己痛苦掙扎、奮力拚搏而不推他一把，只是耐心的繼續陪伴加油。

人活到七老八十，哪一個階段不在「更年」中？至聖如孔老夫子回憶自己的一生時說：「四十而不惑，五十而知天命，六十而耳順，七十而從心所欲，不踰矩。」這不也是「更年」的歷程？

「更年」是中年婦女的專利嗎？兩歲的娃兒連狗也嫌，青少年讓人頭大惹人厭的叛逆，不都是另一種「更年」？

心智的成長、蛻變是一種「更年」，身體長大成熟、變老、衰敗也是一種「更年」。不論心智或身體的「更年」，都是需要學習、鍛鍊與調理的。既然如此，就不需要害怕更年期找上你，而是好好鍛鍊身體，讓病痛找不到你。

態度決定寬度，影響深度，改變高度。

轉個念，換個角度看更年期，養成運動的習慣，就能平常心迎接這個特別的階段，你的中老年生活也就能有新的光景。

第五篇

婦女疾病自我調理

- 筋骨調理
- 婦科病症的調理
- 綜合症狀的調理

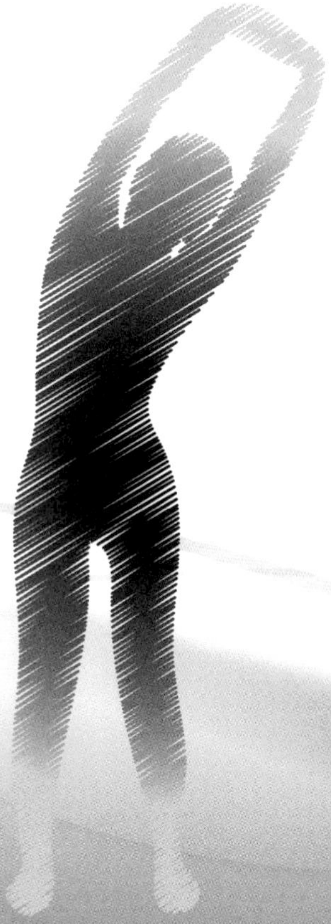

筋骨調理

一、肩頸僵硬

肩頸容易僵硬的人，通常是工作壓力大，做事特別認真投入的人，或是長期姿勢不良造成的。

要消除肩頸僵硬，可以用手指腹按摩第五掌骨來消除頸椎的痠痛，也可以在肩頸部位用刮痧器刮痧。別人幫你刮痧的時候，你眼睛要平視，避免肩頸部位的肌肉與筋腱過於僵硬，以致刮痧時力道不能深透反應層，而影響刮痧效果。

肩頸刮痧時，刮後頸部肌肉部位力道可以大一些，刮頸椎時要斟酌力道以免刮傷骨膜。若要在脖子兩側刮痧，就用遠紅外線刮痧器（活瓷）自己刮，因為頸側裡有頸動脈，自己刮痧才能斟酌力道會比較安全。而且頸側部位比較敏感，用活瓷刮痧比較舒服，又有遠紅外線的加強效果，更容易刮出痧來。

肩頸部位的肌肉僵硬，筋腱緊繃，用小鋤頭按摩器按摩第五掌骨外側肌肉裡的筋腱，或者將第五掌骨外側的肌肉按壓在平滑而有弧度的硬物上，像桌子邊緣或汽車的方向盤上來按揉，效果非常好。

按揉時兩隻手掌上下重疊，身體的重力下放在手上，借力使力按揉下面手掌外側的反射區。

第五掌骨是調理頸椎僵硬的對應位置。

第五掌骨外側的肌肉和肌肉裡的筋腱，是調理後頸和肩膀的肌肉以及肌肉裡的筋腱的對應位置。

消除肩頸僵硬最簡單的方法是：

眼睛平視，經常用敲敲樂敲打後頸、肩膀和背部，可以免除肩頸僵硬的痛苦。

肩頸嚴重僵硬的人，通常腰背也會僵硬，膀胱經筋緊繃，後腦容易脹痛，所以也要一併處調理後腦氣血不通的問題。

按摩腳拇趾腹可以使頭部氣血暢通。也可以用敲敲樂敲打頭部，由輕而重逐漸加重力道，每一個部位都綿綿密密的敲打。

經常做「塑身鬆筋操」左顧右盼、左倒右倒，不僅可以預防和緩解肩頸痠痛，避免落枕的威脅，還可以消除脖子的贅肉。做起來輕鬆簡單，卻兼具健康和養顏美容雙重效果，一舉數得。

站著或坐著做左倒右倒，可以鍛鍊脖子和肩膀的肌肉與筋腱。

站著、坐著、躺著，都可以做左顧右盼鍛鍊肩胛骨外側的肌肉和筋腱。

頸椎疼痛或長骨刺，可以徒手按摩第五掌骨和骨側肌肉裡的筋腱，以及腳拇趾基節內側的骨頭。

站著或坐著都可以做「八段錦」的「五勞七傷往後瞧」招式，可以消除和預防肩頸僵硬、頸椎長骨刺、落枕、後腦脹痛，還可以消除肩頸的贅肉。只要每天作幾分鐘即可，簡單輕鬆收穫大。

二、五十肩

五十肩，通常是指肩關節部位裡面的筋腱發炎、沾黏、疼痛所造成的手臂無法隨意高舉或向左向右自由擺動的症狀。嚴重者無法提重物、騎車、開車，甚至脫穿衣服都有困難，晚上影響睡眠，對日常生活的影響甚大。

除了因為意外事故遭外力撞擊造成的肩膀疼痛之外，過勞是造成五十肩的最大原因。勞動者過度使用肩臂提重物，身體單薄的家庭主婦家事過勞，牙醫為病人治療時固定姿勢手拿器械的時間過長，老師長期拿粉筆寫黑板字造成肩臂過度疲勞、痠痛，都容易罹患五十肩。

五十肩不容易治療，也不容易痊癒，是因為肩關節的結構複雜，疼痛點往往隱藏在無法觸及也難以捉摸之處。

有些五十肩的病灶是在淺層處的筋腱發炎。按壓肩關節四周的筋腱，在感覺疼痛的部位上用遠紅外線刮痧器按摩，可能刮出斑駁的痧來。一次一次的刮出痧來之後，肌肉裡的筋腱逐漸恢復健康，五十肩也就痊癒了。

為什麼我建議用遠紅外線刮痧器在肩關節附近刮痧呢？因為該部位組織非常敏感，用陶瓷材質的刮痧器來刮痧，感覺不會那麼不舒服。加上遠紅外線能活化組織細包又有消炎作用，所以在腋下淋巴多的部位刮痧，效果特別好。

消除了五十肩淺層的病灶之後，如果還沒有痊癒，那就要用其他方法來治療了。熱敷是一種方式，但是因為熱氣能深透肌肉裡的程度有限，如果還是無法消除隱藏在最深層位置的病灶，那就要常常泡湯了。

泡湯時把肩膀浸泡在熱水中一陣子，直到感覺肩膀裡面發熱了，多次這樣泡湯後，病灶部位的氣血循環改善了，疼痛就會慢慢減輕。這時適度做一些肩關節的運動，多管齊下，能更快改善病情。

但是不是人人都適合泡湯，有心臟病、血管疾病的人，或是氣血比較虛的人都不宜泡湯，所以每個人要參酌情況量力而為。

八段錦裡「雙手托天理三焦」、「調理脾胃需單舉」和「攢拳怒目增氣力」，都是預防和治療五十肩最有效的招式。這些招式「沉肩轉手翻掌」的連貫動作有相當難度，卻是強化肩關節部位筋健最有效的動作。

預防勝於治療，一旦罹患了五十肩，是很難做這些動作的。所以建議現在就開始學習八段錦，學會了它，不僅不怕五十肩找上你，所有病痛都逃之夭夭了。

三、媽媽手、腕隧道症候群、扳機指

調理四肢疼痛的第一個要領是「上病下治，下病上治」。

「上病下治」說的是上肢的疼痛可以從同邊下肢的相對應部位來調理。

上肢和下肢如何對應呢？

骨頭對應骨頭，肌肉對應肌肉，筋骨對應筋骨，這是質地的對應。

上臂對應大腿，前臂對應小腿，手掌對應腳掌，手指頭對應腳趾頭。

肩關節對應髖關節，肘關節對應膝關節，手腕關節對應腳踝關節，手指頭關節對應腳趾頭關節。這是部位的對應。

上病如何下治呢？

比如說，上臂裡的肱骨骨折了而疼痛難忍，就在同邊大腿的對應位置施力深透骨頭上按摩，可以即時緩解疼痛並能加速痊癒。

前臂的肌肉腫痛，按摩同邊小腿對應部位的肌肉就可以讓前臂的肌肉消腫減痛。

手腕關節（筋腱）扭傷了，就按摩同邊腳踝關節裡的筋腱。

至於下病上治有兩層意思，一種與上述的「上病下治」相對，就是下肢有疼痛，就在上肢的相對應部位調理，以消除下肢的疼痛。

另一層的意思是，不論是上肢或下肢有疼痛，就在疼痛部位的上游部位，也就是比較靠近肩膀或臀部的部位，找出阻礙氣血循環而導致下游部位疼痛的病灶。透過按摩或刮痧或打敲打而消除該病灶之後，氣血暢通了，下游部位的疼痛就跟著消除了。

用這種方法，可以消除上肢的扳機指、腕隧道症候群、電腦手、媽媽手、網球肘等疼痛。

至於下肢的腳跟痛、腳底痛等症狀，只要用滾棒滾小腿肚，使小腿肚裡緊繃的筋腱恢復彈性，腳跟腳底的疼痛就立刻消失了。

掌握同樣的要領，用滾棒由上往下滾鬆大腿正面的兩條筋腱，膝關節疼痛的問題幾乎都能消除。

如果是膝蓋髕骨或膝關節其他部位的骨頭出問題，就仔細按摩肘關節的每個部位，消除每一點的疼痛，也有可能能消除膝關節部位的疼痛。

髖關節和骨盆是懷孕過的女人最容易出現痠痛的脆弱部位，要強健這兩個部位，最有效的方法是經常做鬆筋操來鍛鍊它們。

女性要強筋健骨，最方便而容易的方法是用敲敲樂隨時敲打全身。除了臉部、脖子不宜敲打，胸、腹部比較敏感，敲打起來不太舒服之外，全身從頭到腳每一個部位都可以用敲敲樂敲打。

用敲敲樂敲打全身，力道由輕到重，綿綿密密的敲打全身，震盪全身肌肉筋骨經絡，使全身暖和起來，促進氣血循環和新陳代謝，提升各器官組織的機能，可以使身體年輕化，不知不覺中就消除了許多的疼痛和疾病。

最有效的強筋健骨方法是做塑身鬆筋操。躺在床上滾來滾去，或起或臥就可以伸展全身的筋骨肌肉，暢通經絡，還可以消除全身的贅肉，達到塑身美容又健身的效果，是投資報酬率最高的懶人操。

建議您學習「鬆筋操課程全身伸展基本七招」，學會了這七招，你就能神清氣爽，體態輕盈了。再學會倒踩腳踏車這一招，同時能健美雙腿又增強腳力，一舉數得。

如果覺得倒踩腳踏車這招式學起來太困難費力了，那就常用滾棒由上往下，借力使力滾一雙腳（避開骨頭），會使你的雙腳氣血暢通，贅肉逐漸消失，走起路來輕盈矯健。

全身筋骨的反射區分述如下：

胸腹部筋骨的反射區在腳背，

背部筋骨的反射區在腳掌內側，

上臂和大腿的反射區在腳掌外側，

骨盆的反射區在內外踝骨。

以上這些反射區的部位要用拇指腹來按摩，不可以用質地堅硬的按摩工具來按摩，但是都可以用敲敲樂來震盪它們，達到按摩效果，使身體更健康。

你知道一支敲敲樂能發揮多大的功能和影響力嗎？

二〇一七年六月初，我在香港遇到一位三十出頭、罹患「怪病」的A先生。避開肘關節和膝關節以下的前臂、小腿，他看起來非常壯碩健康，但是他的前臂從肘關節以下突然明顯萎縮瘦弱，手掌沒什麼肌肉，手指無力不靈活。膝關節以下也是突然明顯萎縮，以致高大的他走起路來重心不平穩，也無法走長遠的路，朋友們戲稱他是長頸鹿。

乍見他出現在我面前，我暗自叫苦：「這要怎麼調理呢？」

我摸摸他的上臂、大腿肌肉，哇！怎麼硬成這個樣子？再摸摸他的前臂、小腿，喔！怎麼這麼冰涼？

他罹病十年，求醫看診無數，最後得到的「判決」是「基因突變」，無解。

我說：「知道病灶在哪裡了，有方法調理，只要你願意忍痛，持續調理一段時間後一定會改善。」

他的病因如何我無從探討，不得而知，但是我知道問題出在哪裡。他的上臂和大腿肌肉硬邦邦的，壓迫神經、血管、經絡、淋巴，導致前臂和小腿得不到足夠的滋養、熱能，所以肌肉、神經等都萎縮了；沒有氣力，所以功能下降了；沒有熱量溫煦，所以肌膚摸起來冰冰涼涼。

調理原則是使上臂和大腿所有的肌肉恢復彈性，使得被壓迫的經絡、神經、血管、淋巴都恢復功能，能代謝出囤積在上臂和大腿內的廢物毒素。調理方法是在上臂和大腿上熱敷、刮痧、敲打、按摩，以及在相對應的反射區按摩。

我幫他調理後，教他每天都要用敲敲樂敲打肩頸、上臂和大腿。因為他的手勁不足，只適合這樣自我調理。

七月中我們再度見面時，他已經有很滿意的進步。他腳力增加了，走路比較平穩，手指能玩弄原子筆了。我發現他兩手肘關節以下，明顯長出結實的肌肉了。

我在香港荃灣區，培訓一群有志服務社區老人的年輕人，花數小時教導他們如何握持敲敲樂，怎麼借力使力敲打全身，又如何去敲打別人，同時如何與對方對話。當他們去服務老人家時，所有老人家都非常感動，直說太舒服了，腰痠背痛、腿疼減輕了。還有老人家感動得哭了，直問：「你們為什麼對我這麼好？」

隨手一支敲敲樂隨時隨地往身上敲一敲，只要一兩分鐘的時間，頭昏、頭痛、肩頸僵硬、手臂痠麻、腰痠背痛、腿痠無力、膝蓋疼痛、腳底疼痛……等等症狀立刻消除。

一支敲敲樂能產生的作用和影響力，遠超乎你我的想像！從今以後不要再找藉口說沒有時間照顧自己的身體了。

四、腰痠背痛

腰痠背痛的病灶通常有二：一是脊椎，二是脊椎旁的筋腱，也就是膀胱經筋。

脊椎長骨刺、椎間盤滑脫或突出是大家比較熟悉的，不過很多人腰痠背痛的病灶並不在脊椎，而在膀胱經筋，卻因為診斷錯誤而得不到正確的醫治。

膀胱經筋從肩頸往下分布在脊椎兩旁，左右各兩條延伸到腳跟。

長期壓力大、缺乏適度運動、吃太多冰或體質寒涼濕氣重的人，夏天出汗少容易中暑的人，通常都伴隨背部肌肉僵硬、膀胱經筋緊繃症狀，經常腰痠背痛；嚴重者出現椎間盤突出、滑脫等症狀。

有些人因為腰背疼痛難忍而經常整脊，但是整脊後舒服了幾天，效果卻維持不了多久。為什麼？因為緊繃的經筋會牽扯著脊椎，而使它們又移位了。所以，整脊之前先舒活經筋，才是治本之道。

怎麼舒活膀胱經筋？用刮痧器（按摩板）按摩腳掌內側骨頭下，接近腳底部位肌肉裡的筋腱，並用拇指腹按揉第二掌骨側肌肉裡的筋腱，雙管齊下，效果奇佳。

最簡單容易的方法如下：

1.常常做全身伸展的動作。全身放鬆平躺在床上，雙手伸直輕鬆的放在頭部兩側，意念專注在肩關節。自由呼吸，肩關節盡量向頭部伸展，同時縮小腹，讓身軀向上伸展到極限。這個動作能讓你的肌肉、膀胱經筋和脊椎，透過一緊一鬆的規律鍛鍊而越來越強健，腰痠背痛自然不藥而癒。

2.常常用敲敲樂敲打背部、臀部和下肢，力道由輕而重，力透深層效果佳。有些年輕女士平常沒事，一到月經來時就出現腰痠症狀，這樣的人只要多做全身伸展運動或敲打背部，就能完全消除伴隨月經出現的腰痠症狀。

五、臀部疼痛、骨盆發炎

有些年長的阿嬤或肥胖的中年人，走起路來有些蹣跚，再仔細看她們的外腳踝骨部位，腫胖得像一塊麵包似的，原本突出的踝骨完全看不見了。

如果輕輕的敲一下她們的臀部，她們必定疼痛得唉唉叫。這些婦女的髖關節、骨盆部位都長期發炎，下肢肌肉僵硬，筋腱緊繃，所以舉步維艱。

症狀輕微些的，腳外踝骨部位看起來腫腫的，這人的臀部也是禁不起輕輕敲打的。這種人的骨盆通常不健康，骨盆腔裡的器官，諸如子宮、卵巢、小腸、膀胱也比較容易出現發炎症狀或產生病變。

建議調理的方法如下：

1. 節制飲食並且多運動。
2. 每天臨睡前和早晨起床後多做推腹動作，促進新陳代謝。
3. 多用滾棒滾下肢，用敲敲樂敲打背部、臀部。
4. 徒手按摩腳外踝骨四周以及腹部鬆弛區。
5. 透過上述動作減輕體重後，找出自己喜愛的運動並持之以恆的實行。

六、足底筋膜炎

「足底筋膜炎」和腰痠背痛一樣，都是膀胱經筋緊繃所致，只是出現症狀的部位不同罷了。

這是一位讀者給我的信：

簡老師您好！

一直忙於工作，忘了跟您道謝。本人深受足底筋膜炎所苦3年多，看了無數家西醫復健和中醫治療，仍沒有絲毫改善。嚴重到無法走路站立，加上我的工作需長時間站立，影響了工作與生活。

二月份跟您買了滾棒後，在Youtube搜尋到您的教學影片，每天睡醒和睡覺才滾了五到十分鐘小腿肚，一個星期後大大改善，然後一個月已完全好了。能跑能跳，站一整天也沒問題。要不是簡老師的影片和工具，我到現在還不會好，真的不知道該怎麼感謝您，您醫治了中、西醫都醫不好的問題，真的非常非常感謝您！

為什麼那麼多人罹患足底筋膜炎？

罹患足底筋膜炎的人，為什麼按摩小腿肚時會非常疼痛？

罹患足底筋膜炎的人，為什麼往往也有腰痠背痛、肩頸僵硬的症狀？為什麼現代醫療對足底筋膜炎無解？

膀胱經是十二經絡中最長的經絡，循行在人體背面，負責散熱利濕（排出體內多餘的水分）。十二正經的每一條經絡（縱行、左右各一對稱）都配伍著一條經筋（膀胱經例外，左右各兩條），所以人體背後由上到下左右各有兩條膀胱經筋，俗稱「大板筋」或「痧筋」。

中暑時，我們會在背後刮痧，刮出痧後，中暑症狀和不適就消失了。因為膀胱經暢通了，恢復它散熱利濕的原本功能了。

以前的老祖母都擅長幫中暑的晚輩「抓痧筋」，在背後的「痧筋」上用力一抓，痛得你淚崩，但剎那間你就神清氣爽，中暑的不適感覺瞬間消失了，非常神奇。

現代人因為吃冰、吹冷氣、怕流汗，體內的濕氣很重，又因缺乏適度的運動，膀胱經絡失去散熱利濕的功能，膀胱經筋也跟著緊繃，所以肩頸僵硬、腰痠背痛、小腿肚僵硬疼痛等症狀伴隨出現。

基於此，如果有上述症狀者，要常常用敲敲樂敲打肩頸、後背，用滾棒滾下肢背面，使整條膀胱經都暢通恢復散熱利濕的功能，使膀胱經筋恢復彈性。同時別忘了治本之道是：**多運動流汗少吃冰**。

了解上述原理後就知道，「足底筋膜炎」這個病名是錯誤診斷的「發明」。病灶不在足底，病因是小腿肚裡的膀胱經筋緊繃。

中醫學有「下病上治」的原理，我是依循這個教導去調理腳跟腳底疼痛症狀的。現代醫療大都依循「頭痛醫頭，腳痛醫腳」的思維治病，所以腳底、腳跟疼痛時，就以為當然是足底筋膜發炎了，所以給肌肉鬆弛劑、消炎藥、止痛藥，這樣子只能治標而無法根治。殊不知腳底腳跟疼痛的病灶是在小腿肚裡的經筋，甚至該調理治療的是整條膀胱經筋。

七、骨質疏鬆

女人的骨鈣流失得比男人來得快，這是公認的事實。特別是懷孕生子哺乳後，骨鈣的流失更嚴重。這時候若不補充鈣粉，很多人就會出現有感的骨質疏鬆不適感。

沒有懷孕生子的女人年過四十歲後，骨鈣的流失普遍也比男人明顯，為什麼？

我們知道太空人在太空無重力狀態下停留一陣子後回到地球來，都不能像出發前那樣氣宇軒昂的挺胸闊步，甚至需要有人扶持著才能平穩走路，那是因為在無重力狀態中，他們體內的骨鈣嚴重流失。

所以，女人骨鈣流失嚴重的真正原因是什麼？缺乏足夠的運動或勞動。

鄉下人勞動多，經常負重，長年曬太陽，所以女人很少有骨質疏鬆問題。

補充鈣片、鈣粉不是解決骨質疏鬆的最好方法，多運動、適度曬太陽才是正道。

婦科病症的調理

一、乳癌

現代女性罹患乳癌的比率越來越高，為什麼？

不是在廚房煮飯菜時吸了很多油煙（有醫生是這麼說的。如果此說可信，我們的祖母、媽媽時代一天煮三餐，一年煮三百六十五天，罹患乳癌的比例該有多高？那時還沒有排油煙機呢！吸的油煙比現代外食少開伙的上班婦女多了多少呢？），也不是吸了太多的二手煙所致，是負面情緒和長期過重的壓力！

負面情緒和長期過重的壓力導致中醫概念的「肺」氣血循環不好，細胞組織長期缺氧、缺養分致使細胞病變。

除了負面情緒和壓力，貪食冰涼又少運動也是「兇手」，因為這些統統都會影響氣血暢通度。

冰凍三尺非一日之寒，乳癌也有一段相當長的病變過程，而且都有明顯的徵兆警訊，我稱之為「乳癌三部曲」。

月經要來之前乳房脹痛，是乳腺嚴重不通暢的警訊

在乳房脹痛之前，已經有好長一段偶而發脹、常常發脹、感覺脹痛、脹痛越來越嚴重的進程。但是很多人為此就醫時，竟然完全相信醫師的說法：「這是賀爾蒙改變的正常現象，不用擔心。」

女人啊！請用腦筋想一想吧！如果這是月經來前賀爾蒙改變的正常現象，那就從初經開始，每個月都應該這樣脹痛才對啊！而且脹痛的情況怎麼會由輕微而越來越嚴重呢？又為什麼有人一輩子都沒有出現「經前症候群」呢？難道是她們天生賀爾蒙分泌有問題嗎？

如果有經前乳房脹痛症狀的人，按壓腳背前段（靠近腳趾部位）會感覺疼痛。只要按摩幾次之後，下次月經來前就不會再出現乳房不舒服的現象了。這跟月經來賀爾蒙的改變無關，而跟平時乳腺就不通有關。

乳腺不通的人，腋下淋巴通常也會不通，用四指按壓乳房外側的位置有疼痛感或觸摸到硬塊，就要按摩腳背緊鄰第４、５趾部位的反射區。有上述症狀者，按摩反射區也同時會出現疼痛感和硬塊反應。

按摩反射區之後改善乳房和腋下部位的氣血循環以及腋下淋巴組織的暢通度，就不再出現經前症候群了。這是「急救」之法，治本之道是多運動、不吃冰。

乳房長纖維囊腫

出現經前乳房脹痛症狀而不加以調理，病症就會越來越嚴重，乳腺不通部位的堵塞情況越來越嚴重，累積成硬度較高的廢物，按摩腳背時會感覺皮下出現像沙粒狀的陽性反應物，按壓這反應物會出現疼痛感。纖維囊腫和腳背皮下反應物的大小、硬度是成正比的，也就是纖維囊腫越大，乳腺堵塞越嚴重，腳背上的反應物就越大越硬。

纖維囊腫由小變大、由軟變硬需要一段過程，由良性轉變成惡性，也有一段時間。所以，乳癌的形成是經過相當長時間的，女性朋友只要有足夠的知識和警覺性，是可以完全不受它的威脅的。

乳癌

就算是罹患乳癌，也請先別慌。開刀化療不是唯一的選擇！乳癌經過化療後，幾乎

一、兩年內就會復發，除非開刀後進行中醫治療或按摩、經絡疏通等另類調理。見過很多所謂的「抗癌勇士」，你稱讚她「勇敢」，沒錯，她很勇敢，但請別忽視她坐不住、站不直、走不動，氣喘難受、吃不下、便祕、頭痛失眠的事實。其實沒有必要這樣受折騰，有其他更好的療法，能有品質、有尊嚴的活著。

已經有很多醫療報告呼籲別再使用化療了，甚至有些醫師自己罹癌都不化療的。預防勝於治療，懇切建議女性朋友們，好好愛自己，今天就開始投資健康，不要不珍惜自己，而等到被疾病纏身就後悔莫及了。

二、經痛

月經是健康成熟的女人必有的現象，但是經痛絕對不是女人必須承受的症狀。

有人經痛時痛到在地上打滾，這是時有所聞的事實，一點都不誇張。有人痛到無法上學上班，有人非吃止痛藥不可。但這些都是可以避免的苦，是可以經過調理而完全消除。

身體強健的女人未必不會經痛，而身體虛弱的女人也未必會經痛。

那麼，到底是什麼因素引來經痛？

除了少數體質異常的女性有嚴重經痛問題，一般人是不該有經痛症狀的，不管你身體強健或虛弱。

冰凍三尺非一日之寒，經痛會找上門，和經常吃冰喝涼、不愛運動、怕曬太陽、少流汗，體內累積過多的寒氣脫離不了關係。

會經痛的人，經血裡通常會出現大大小小的血塊，血塊越多越大，經痛越嚴重。這些現象提醒你，該好好清除體內的寒氣，寒氣一旦袪除出體外，上述的症狀都可以不藥而癒。

怎麼消除子宮內的寒氣？

首先，改變「經常吃冰喝涼、不愛運動、怕曬太陽、少流汗」的習性。其次，任選下列方法或多管齊下調理自己的身體：

1. 經常用敲敲樂敲打全身每個部位，直到感覺全身發熱了。
2. 用滾棒滾下肢，直到每一個部位都不再疼痛。
3. 按摩一雙腳，加強按摩腳內側每一個部位和腳外側的腹部鬆弛區。

4.偶而喝熱騰騰的紅糖薑茶。

有經痛症狀的人，通常也會出現經前症候群、經期間腰痠背痛、頭暈不適等症狀，若能依照上述建議好好調理，經期間的不適症狀都會消失，身體會更健康舒暢。

三、子宮頸分泌物過多

子宮頸分泌物多，有時清如鼻涕，有時顏色黃濁有異味，求醫就診，都是發炎。但是吃了再多的消炎藥，就是無法改善。

中醫認為這是因為子宮寒涼或有熱邪造成的，吃藥調理並且注意飲食，通常能斷根。若不想吃藥，常敲打全身促進氣血循環，並且用鋤型按摩器的球端按摩腳內側的子宮頸反射區，就能改善症狀（子宮頸反射區在腳內踝骨下方薦椎反射區下的凹槽）。神奇的是，按摩子宮頸反射區能改善分泌物過多的症狀，也能改善分泌物過少的困擾。

很多女性年過四十後對房事興趣缺缺，原因之一是子宮頸分泌物過少而產生撕裂般的痛苦。

建議你平時就好好調養身體，偶而加強按摩子宮頸反射區，行房前趕緊再按摩一分鐘，就能免除你所擔憂懼怕的痛苦。

四、頻尿、漏尿

打個噴嚏就漏尿，是很多過了四十歲的女人的難言之隱。

閩南人有句俗話說：「上了四十歲『不攝』。」「攝」意謂「收斂」，意思是年過四十歲，身體漸漸退化了，一些器官也開始出現脫垂現象，例如胃下垂、子宮脫垂、膀胱脫垂。

器官脫垂，功能跟著下降，頻尿、漏尿都是膀胱功能下降所致。調理的方法是經常用敲敲樂敲打背部膀胱經，按摩腳內側脊椎、夾脊、膀胱反射區。如此積極調理，假以時日，不僅能改善頻尿、漏尿症狀，連僵直性膀胱炎也可以不藥而癒。

不過，所有的養生健身動作都只能延緩老化而無法阻止老化，所以當年紀越來越大以後，頻尿、漏尿的現象還是會出現，我們只能坦然接受它們了。

綜合症狀的調理

一、睡眠障礙（不易入睡、失眠、睡眠品質差、多夢易醒等）

一位身材單薄瘦小、一身疲憊、愁容滿面的媽媽，見了我就反反覆覆的問：「我睡不著，怎麼辦？怎麼辦？」

陪著來的女兒說，媽媽長年睡不著，以為是自己不夠疲累，所以經常加班又努力做家事，希望把自己累倒了就能睡著。

「可是，怎麼會越累越睡不著呢？」她一臉迷惑的問。

累了就想睡覺，越累就越容易睡著，不是嗎？

事實不盡如此。

透過生活中的觀察，或許我們比較容易探討出困擾文明人的睡眠障礙的真正原因是什麼？

比較哪些人比較容易出現睡眠障礙？

1. □女人　□男人
2. □女人更年期時　□男人更年期時
3. □養育過孩子的媽媽　□沒有生養過孩子的女性
4. □工作壓力大的勞心者　□吃苦耐勞的勞動者
5. □氣血虛弱的人　□身強體健者
6. □生病臥床的人　□身體健康者
7. □不常運動的人　□經常而規律運動的人
8. □性格易緊張焦慮者　□「神經大條」的人
9. □經常熬夜日夜顛倒的人　□起居作息規律的人
10. □經常需要調時差的「空中飛人」　□安然居住一地的人
11. □中老年人　□孩童、青少年
12. □經絡不通暢，到處疼痛的人　□經絡暢通，神清氣爽的人綜合以上觀察，女人因為生養孩子而有好幾年的時間無法睡過夜，夜夜不得安眠。又因撫育孩子長大的過程，長期操勞愁煩，心靈難有平靜安穩的時刻。

女人天生體質比男人虛弱些，加上過度忙碌而騰不出時間規律運動，長期過著蠟燭兩頭燃的生活，往往落得情緒緊繃、精神耗弱，自律神經失調，所以中年以後沒有睡眠障礙的女人是讓人稱羨的。

鄉間勞動階層出現睡眠障礙的人，相對於都會區的上班族低很多。日出而作、日入而息的勞動者，多耗體力而相對少費心力、腦力，勞碌一天後，體力不濟了，倒頭便睡，一覺到天亮，除非有心事纏擾時，否則大都不識失眠滋味的。

再比較不同年齡層的人的睡眠情況：小孩子說睡就睡，但是生病的時候睡得不安穩、容易驚醒，睡眠品質差。

青少年人年富力壯，氣血旺盛通暢，能吃能睡。但情緒緊張壓力大的時候，往往多夢淺眠易醒。

老年人坐著就打盹，躺下卻睡意全消，身體有一點病痛時，更是輾轉難眠。

身體要健康就必須兼具兩個要素：**氣血充和氣血通**。要有優質的睡眠品質又不怕失眠，一樣必須兼具氣血充和氣血通這兩個條件。

你看健康的孩童、青少年氣血充足又通順，所以無病無痛、生龍活虎、好吃好睡。一旦生病了，氣血不通順了，就一定睡不好。

老年人氣血衰，無痛無病時也不好睡，一旦生病了，那就白晝夜晚都漫漫無窮期，即使家人有時看著他明明睡著了，他醒過來時還是滿臉愁容的告訴你：「我整晚都沒睡。」事實上是外人看樣貌以為他們睡著了，其實他們的睡眠品質非常差，非常淺眠易醒不安寧，沒有得到真正的休息，身體的感覺和沒睡覺是沒兩樣的。

先父出身貧寒，生活非常艱難。年輕時因為挑擔負重過大而天天筋骨嚴重痠痛，夜夜輾轉難眠。中年喪偶後，獨力撫養五個孩子而沒日沒夜拚命，健康情況極差，記得他每天起床後常常自言自語：「唉！昨晚整夜都沒睡。」

六十多歲退休後，他開始學太極拳，鍛鍊一段時間後，他的氣色好看多了，但是依舊常常為「昨晚整夜都沒睡」而唉聲嘆氣。（氣功難學，要學到精髓，打通全身經絡才能百病全消啊！）

我退休後學足部按摩後，天天為他按摩，後來他自己天天ＤＩＹ按摩，也繼續打太極拳，一、兩年後，就很少聽他再說「昨晚整夜都沒睡」了，而且他的氣色比我們五個手足都還紅潤。

氣血充足又通順，果真是睡眠障礙的剋星啊！即使像先父那樣差的身體，到了六、七十歲才開始調理身體，他還是體嚐到健康的幸福滋味了。

了解失眠、睡眠品質差的原因後，就容易找到解決之道了，就是盡量讓氣血充足又暢通。

記得前面闡述過讓氣血充足又暢通的方法嗎？不管你現在的工作壓力、健康情況如何，了解並接受你目前的全部狀況，開始規畫提升健康的方法。就算你目前還無法騰出太多的時間來運動，那就讓一支敲敲樂和一支鋤型按摩器，陪伴你展開健康之旅吧！

每週至少一次用鋤型按摩器窄頭按摩腳拇趾腹，讓頭部氣血暢通，用它的寬頭按摩一雙腳的腳底，讓你的五臟六腑越來越健康。

每天用敲敲樂敲打全身，除了臉部和脖子前面、兩側，每個部位都可以敲打。

我有一對年紀相仿的朋友，兩夫妻先天體質都非常好，但一直以來工作都非常忙碌而少有休息。將近一年來，兩人同時感覺體力越來越差，常常精神不濟，無法繼續打拚。這幾個月先生感覺身體有恙，就醫檢查才發現身體某器官的癌指數偏高，於是來找我。

經過檢查，發現兩夫妻的全身肌肉都僵硬緊繃，筋骨痠痛，我教他們用敲敲樂敲打自己，用滾棒滾下肢，用鋤型按摩器按摩腳拇趾腹和腳底，之後我就出國去了。一個月後再相見時，發現他們變了個人似的。原來，他們夫妻天天認真的「自我虐待」，忍著疼痛敲打、按摩，又讓孫子輪流為他們敲打後給予賞金，所以成果非凡。

「輕鬆多了！原來要身體健康，神清氣爽的方法這麼簡單。」

他們無限感恩的道出心得。一年多前我曾多次勸他們要留意保養身體，並贈與按摩工具教他們如何使用，但他們一來忍不了疼痛，二來不相信天下哪有那麼容易就能換取健康的方法，所以一直閒置按摩工具而使健康繼續惡化。

人往往只有掉到谷底的時候，才會激發出努力向上爬的動機和動力。所以，危機同時也是契機，如果你常常因為身體不健康而苦惱，試試這一條最簡單的路吧！

如果你的健康情況不錯又不愛運動，不妨也試試這個方法讓自己更加健康。

如果時間許可，我還是建議你用多種方式為自己的健康加分。如果你有興趣的話，建議你從長計議，花時間學八段錦，以後再進一步學打太極拳，練氣功不受時間、空間、年齡的侷限，而且讓你獲益無限。

二、便祕

預防便祕要多吃蔬菜水果，少吃油炸燥熱食物，這是我們一再被提醒教導，已經根深柢固的觀念。可是有一些人即使吃再多的蔬果，仍然有便祕問題，這是怎麼回事？

其實，便祕的原因大抵上有兩種。

有一種人天生體質燥熱，腸胃蠕動功能好，飲食均衡正常通常不會出現便祕問題。這種體質的人若便祕，只要多吃蔬菜水果、少吃油炸燥熱食物，就能消除便祕。

但有一些人，特別是女性偏多的體質，寒涼虛弱、腸胃蠕動差，平時運動量又不足，吃進肚腹裡的食物停留在胃部、腸道裡的時間過長，廢物進入大腸後，水分不斷被大腸壁吸收，致使糞便過於乾硬而增加大腸蠕動的負擔，惡性循環的結果就出現便祕現象。

這種因為體質寒涼虛弱而腸道蠕動差的人，若再吃過多的水果，體質會更寒涼，容易造成胃腸脹氣，以及便溏現象，就是排便不成形，甚至拉稀。

很多女性天天都有排便，但常常便溏而誤以為自己的腸胃功能健康正常，其實不然。這樣的人要改善腸胃功能消除便祕，治本之道是改善體質、提高腸胃功能，而不是單靠多吃蔬果。

怎麼增進腸胃的功能？常運動，臨睡前推腹（非常有效），吃喝溫度高於常溫和屬性溫熱的食物，經常伸展身軀（鬆筋操「向上伸展」招式）和敲打四肢以疏通經絡，多按摩腳底，加強腸胃、肺部反射區。此外，調適情緒減低焦慮緊張，如此多管齊下才是上策。

有些食物有潤腸效果，蜂蜜、海帶等，有些食物澀腸，便祕時多吃症狀會更嚴重，像芭樂、蘋果、山藥。而火龍果有通腸效果，便祕時多吃有效。

三、手腳冰冷

少數人天生體質虛寒，一到冬天就手腳冰冷。先天體質不良者，後天得多費心調養。調養之道不外注意禦寒保暖、多運動，四季都避免冰涼飲食。此外，可找德術兼備的中醫師把脈開方調養。

當今有很多先天體質好、體格壯碩的年輕人（男性居多），一到冬天也會手腳冰冷，而且經常感冒不容易好。這樣的人通常會鼻子過敏，有鼻子變形變紅腫大的現象，這是因為長期吃冰太多造成的。

一般人認為女性不宜吃太多冰，以免月經來時經痛難過，所以吃冰有所顧忌，男生吃起冰來就肆無忌憚了。

事實上，吃冰傷身，男女皆然。只是因為女生先天體質普遍比男生虛寒些，吃了冰容易感覺到身體的不適反應而知節制，男生仗著身體好而多吃冰，寒氣封鎖在體內，也使血管容易硬化。每年秋後算的帳是感冒不斷，中年後算的帳可是心血管、腦血管疾病了。不少和我同年齡層的親友體格壯碩而「嗜冰如命」的，中年以後的健康情況都令人不勝唏噓。

很多人都認為我很健康，我一直不置可否。

我們居住的環境、空氣、飲水嚴重受污染，食安問題令人不寒而慄的實況，要能不罹癌而健健康康終老，是可期望卻未必能如願的殘酷事實。

正視「我也有可能罹癌」的事實，我一直告訴自己：我會調適情緒接受事實，但是，罹癌之後怎麼善待自己，就由我自己來決定了。

當醫生告訴你罹癌了，你怎麼辦？且聽聽這個發人深思的故事。

二〇一七年夏天，一位朋友到加拿大照顧生病的兒子，和陪伴準備參加一場重要考試的女兒。一週後，她常感覺腹痛，但因心繫兒女，對自己的病不太在乎，只是吃些健康食品調理。

又一週後，先生趕過去，發現太太氣色差，體重一下子掉了五公斤，趕緊帶太太去醫院急診。檢查報告出來了，右腹腔有三塊黑影，醫師判斷罹癌三期，要進一步檢查以確定腫瘤確切位置。

朋友雖然少運動，但她一向注意養生飲食，所以很難相信她會罹癌，而且一發現就是三期了，所以她拒絕接受進一步檢查，馬上飛回來。

這裡的醫師會診後，判斷是罹癌四期，建議她進一步檢查。為此，一家人陷入愁雲慘霧中，但是朋友還是不相信（不是不接受）自己會罹癌末期。她想，若真的是罹癌末期，切片檢查、化療後，就算多活一年，卻活得痛苦不堪又沒有尊嚴，意義何在？於是兩夫妻來找我，想聽聽我的意見。

我無法判斷她是否有罹癌，但是透過按摩檢查，我知道她全身嚴重堵塞、經絡不通、經筋緊繃、肌肉僵硬，按摩所有的器官反射區，幾乎無一處不痛的。

我說，這樣的體質是腫瘤的溫床，如果不改變體質，任你用再進步的醫療也永遠殺不死體內的癌細胞。就像放在潮濕空間裡的物品容易發霉，若不改變潮濕的環境，任你怎麼擦拭那些物品，它永遠都是在發霉狀態。

腫瘤是身體裡累積出來的廢物毒素，消除廢物毒素的最好方法是體內環保，讓氣血的通道完全暢通，讓身體啟動自我修復的機制，使得廢物毒素沒有生存的條件和空間。

朋友認同我的解說，每天接受我的調理，同時吃抗氧化健康食品，又給德術兼備的中醫師把脈開藥調理。三管齊下進行後，她每天排便四、五次，量多味臭色黑。一週後，她的氣色轉好，精神體力都變好了，體重也開始回升，每天還是多次大量排便。

兩週後，她常常開懷大笑了，還常常自己開著車子出去逛街購物，完全不像個病人。我幫她調理三週後，教導她日後如何自行調理，她便回家過正常生活了。

七月中我從美國回來，看到的她是一個健健康康、開開心心，到處忙碌的人。

另一個發人省思的故事：

兩年多前，她罹患大腸癌開刀後拒絕化療，選擇完全吃生機飲食調養身體，前三個月的療效相當好，體內的毒素排乾淨後無毒一身輕。但是繼續只吃生機飲食後，一些意料不到的症狀陸陸續續出現了：腹痛、腹瀉，同時體內常常竄出陣陣寒意來、食慾不振、精神體力變差。接著無法排便，天天咖啡灌腸。

幾個月後，在醫生強力建議下做了二十次雷射刀，此後左半身常感麻痺不舒服，腰部以下疼痛難忍，夜夜難眠又不良於行。

我一見她的面，心裡有數，於是提醒她，前面的路很長又不好走，請她要有心理準備。她來調理的第一天，按摩後我給她吃白粥，熬了兩個小時的白粥。她的腸胃除了白粥，幾乎無法接受任何食物了。

當晚她自行排便了，只是一點點，卻是她幾個月來第一次自行排便。從此一個月中，她完全不需要咖啡灌腸，天天排便，只有一天例外。

她的腸胃功能非常差，因為長期只吃生機飲食，所以完全無法接受任何一點油膩，只能吃點燙蔬菜。六月天，她時時需要就著窗邊曬太陽，但是濕氣高些，她就中暑；悶熱時開電扇或冷氣，稍一不小心她就感冒了。

她調理兩週後，接受我的建議去看一位德術兼備的中醫師，也吃營養品。但是因為身體太虛了，腸胃吸收力低，短時間內看不出明顯的效果。

她的身體非常虛弱，元氣已經大傷了，加上腸胃消化吸收不良，身體的復原非常慢，我為她調理身體的前三週，得日夜待命隨時幫她調理，好讓她舒服些。

幸好第四週起她左半身的痠痛減輕很多，疼痛範圍也縮小很多，走路方便有力氣多了。她的女兒每週來探望她，都發現她精神氣色好一些，比起以前完全吃生機飲食的時候，身體逐日走下坡卻不知如何是好時，母女兩人都相當欣喜。

我做的，只是指引她朝正確的調理方向前進，並且讓她親身體驗正確調理身體的真實感受和經驗，並重燃恢復健康的希望。她已經逐日恢復健康，我的辛勞與努力都有意義了。

第六篇 阿嬤的育兒經

- 捏脊
- 按摩
- 感冒調理法
- 認識「流汗」
- 調理腸胃

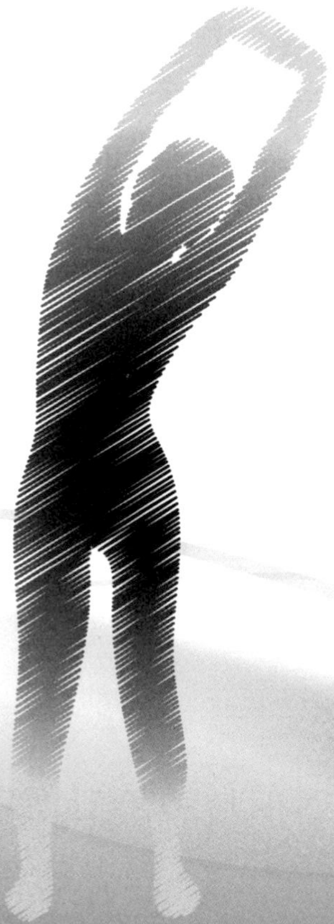

我退休前的健康狀況一直不好，養育一對兒女長大成人的過程不輕鬆，印象中孩子偶而腸胃不舒服或感冒，稍加調理也就沒事了。但現在的年輕父母經常因孩子發燒、過敏等種種症狀而跑診所、醫院，實在太辛苦了。

我的女兒學會足部按摩後才結婚、赴美留學、生子，在國外數年就靠她的按摩技術照顧一家人，而省下許多醫療費用。

年輕爸媽照書養育兒女，靠網路資訊救援緊急狀況，摸索的過程親子都辛苦。如果爸媽平時就能從長輩那裡學得一些養兒育女的寶貴經驗，和一招半式的調理身體技巧，帶孩子的過程中，就能少一些摸索的徬徨緊張和壓力，不僅父母輕省些，孩子也能少受點痛苦。

分享一些阿嬤的經驗供你參考。

捏脊

二〇一七年五一連休假期，兩歲不到的小孫子鈞鈞和哥哥高高興興的來到我們家，兄弟倆一起吃喝玩耍，活力充沛。

午覺醒來，鈞鈞排出「完穀不化」的便便，我皺了一下眉頭，但因趕著出門也就沒多理會。沒想到不久他突然發燒，即使我不斷幫他按揉背部，他的體溫還是不斷升高，可以看得出來他非常不舒服，以致一向非常淡定的他，也忍不住哭了起來。

傍晚回到家，反反覆覆為他按摩一雙腳，給他喝蜂蜜水，體溫緩緩的下降一些後，非常疲累的他能斷斷續續小睡片刻。恢復一點體力後，繼續幫他按摩一陣子，他終於發汗了，體溫驟降。八點多時他終於能躺下睡覺，只是微微發燒，但是睡得不安穩，偶而會全身抖動一下，像是受驚嚇醒似的。

我繼續為他按摩一雙腳，半個小時後他終於睡得深沉，不再出現抽搐抖動的現象，體溫也幾乎恢復正常了，一覺到天亮。

事後和女兒溝通得知，鈞鈞最近腸胃不適，這應該和他吃飯狼吞虎嚥，又戒不掉吸吮指頭的習慣，可能受細菌感染有關。

羅病的原因只能靠揣測推斷，調理的原則和方法卻是我們能學習和掌握的。

發燒的原因有兩種：一種是微生物（細菌或病毒）感染導致發炎症狀，另一種與微生物感染無關，是因為氣血不通，體內寒熱失衡，熱邪無法排出體外所致。

發燒的原因雖有不同，調理時都要優先使氣血暢通，這樣才能啟動身體自我修復的機制，因為**身體的自癒力才是恢復健康的最大能量**，這樣的效果絕對不是靠退燒藥能達到的。

發燒會快速消耗元氣，特別是小孩子，一旦發燒，體力快速下降，氣血不通症狀會不斷加重。

膀胱經負責散熱排出濕邪，膀胱經一旦不通就容易發燒，所以發燒時第一優先是使膀胱經暢通而恢復它散熱的功能，這樣做不僅能保存元氣，而且能使氣血暢通。而吃退燒藥只是降低體溫，使病人暫時舒服些，卻沒有使經絡和氣血暢通的效用，所以藥效一過，體溫又會升高。吃藥降溫，體溫又反反覆覆升高，這種治標不治本的處理方法非常傷元氣，對小孩子的傷害更大。

小兒捏脊對退燒非常有效，出門在外不便時，退而求其次，就按揉背部，或按摩腳內側的脊椎、夾脊反射區來退燒。但是，做了上述動作之後，孩子若不能及時得到充分休息，效果就會打折扣。

孩子發燒時怎麼辦？

發燒是警訊，常見於身體自我修復的機制啟動免疫系統，對抗細菌、病毒等外敵的過程。另一種是經絡不通造成體內的熱邪無法順利排出體外的反應，常伴隨中暑、感冒或腸胃阻塞等症狀出現。

中暑時通常只要透過背部膀胱經刮痧或捏脊，使膀胱經恢復散熱袪濕功能，身體出汗了，就能自然而快速的退燒，消除中暑症狀。

按摩腳內側的脊椎和夾脊反射區，也可以達到散熱袪濕的效果。

感冒時，寒氣、風邪積滯體內致使寒熱失去平衡也會導致發燒，按摩肺經和腳底肺部反射區使經絡恢復暢通，即可散熱降低體溫。

建議平時就經常透過搓揉孩子的雙手雙腳，按揉孩子的背部，使他們全身的經絡都暢通，以免孩子生病時才心急如焚的調理，既費時耗體力又受苦。

腸胃嚴重阻塞，吃不下、吐不出又拉不出來的時候也容易發燒。調理的方法是用刮痧器由腳趾往腳跟方向按摩一雙腳底，加強按摩腳底中段的腸胃反射區。為孩童按摩時，要斟酌按摩手法和力道，剛開始時宜輕柔緩慢，後慢慢加強力道和加快速度。

如果孩子想吐卻吐不出來，表示胃的上半部阻塞，催吐是最快速的調理法。用刮痧器在孩子的左腳中段（凹下部位）靠大拇趾這一邊，由腳跟往腳趾方向稍用力、快速按摩，刺激胃部將胃中的不潔食物往上推出體外。

要經絡暢通，除了常常調理、保養之外，一定要遠離冰品、垃圾食物，因為預防勝於治療啊！

外敵感染的發燒，最讓父母擔心受怕，通常的反應是送醫救治。但是好多病毒感染是無藥可醫治的，有的醫師會告訴你這個事實，有些醫生就不然了。爸媽不明就裡，只能無奈、痛苦又辛苦的陪著孩子受煎熬，真是難為了。

外敵感染的發燒，現代醫療都是給退燒藥，這是把孩子的身體當作一個戰場的思維與作法。吃了退燒藥後，孩子舒服些能得到一陣子的休息，但不久體溫又上升了。這樣的治療法往往會拖長復原時間，對父母和孩子都是傷心又傷身的煎熬。

其實，發燒是自癒力啟動免疫力作戰的一種方式，有些細菌、病毒只要提高體溫一、兩度就會被「熱死」，這就是為什麼吃了退燒藥後，體溫還是會再升高的原因，因為細菌、病毒尚未完全被殲滅，所以身體繼續啟動「升高體溫」的機制。

細菌、病毒之所以能在我們的體內為非作歹，是因為我們的身體給了它們條件和機會，在我們的體內作威作福。例如免疫力差、廢物毒素多、風寒濕邪滯留體內等等。

除了用藥對抗細菌、病毒之外，我們是否有另外的選擇？有！不是直接對抗外敵，而是清除外敵賴以存活的廢物毒素、風寒濕邪。

我的做法是平時就常為孫子們按摩。起初他們可不懂得領情的，我就來個偷渡走私法，跟他們在通鋪上玩樂，趁機搓揉手臂、大腿，按揉背部等等。慢慢的他們習慣這樣的玩法，而且喜歡，因為他們感覺很舒服，所以後來就肯靜靜的讓我幫他們按摩了。後來我又學會捏脊，他們更愛了，睡前只要聽到一聲：「捏脊囉！」就全部應聲趴下，靜靜的等著我幫他們一個個捏脊，他們可懂得享受咧！

徒手為孩子按摩腳底、搓揉四肢和背部能暢通經絡，促進氣血循環，祛除體內的外邪，提高免疫力和新陳代謝，讓病菌沒有生存的空間，孩子就不太生病，即使病了，也因為平時的調理而氣血通暢、新陳代謝佳、免疫力提高而很快就恢復健康了。比起吃抗生素、消炎藥、退燒藥等，「另類療法」更溫柔貼心而有效，值得一試。

調理氣血通暢的方法

細心的媽媽會發現到，小兒發燒或退燒了入睡時，常常會出現抖動抽搐現象，這是什麼原因？要怎麼調理呢？

我們都知道，身體只要有任何不舒服症狀，不論是頭疼、牙痛、腰痠背痛、腸胃不適……，都會讓人白天不舒暢，夜晚睡不安穩。不通則痛，氣血不通順，不僅會造成疼痛，也會讓人無法安眠。而發燒會造成身體許多部位氣血不通，所以疲累睡著後，氣血受阻部位感覺不舒服，孩子就會出現抖動抽搐的症狀。若同樣現象發生在大人身上，就會像突然滑了一跤而驚醒過來，但馬上又可以睡著了，這種現象通常都是出現在剛睡著不久時。

生病時通常會沒有食慾也不好入睡，若用輕柔手法持續按摩，會減少元氣耗損，阻止病情惡化，調養效果好，精神體力恢復得更快，少受很多痛苦。

媽媽們平時多學習幫孩子捏脊、按摩等調理身體的方法，孩子生病時，就不會心急如焚而無奈的看著孩子受苦了。

怎麼捏脊？

脊，是脊椎。捏脊，是用手指腹像捏餃子的動作，由下往上連續不斷的捏脊椎兩旁的肌肉，也就是膀胱經循行的位置。

捏脊有什麼作用？因為膀胱經負責散熱利濕，它一旦通暢了，體內多餘的濕氣、熱邪都會被排出體外，而這些往往是「外敵」賴以存活作孽的憑藉。

其次，其他11條經絡和膀胱經都各有一個元氣交會的穴位，這樣，捏脊時不僅疏通了膀胱經，同時也會調理到其他經絡，對疏通全身氣血發揮最大的作用。

捏脊最明顯的效果就是快速退燒，恢復正常體溫，而且體溫不會再度升高。這表示「外敵」已經完全潰敗，免疫力不需要再提高體溫來對抗它們了。

我兩個孫子相繼罹患腸病毒時，就靠不斷捏脊而一夜之間體溫恢復正常，這之間除了喝水沒有吃任何藥物，他們都在一、兩天之內完全恢復健康和體力。至於長滿全身的水痘，就靠雲南白藥噴霧劑來止癢和消毒，而沒有任何感染。

捏脊可能遇到什麼狀況？

當身體無病無痛時，被捏脊是非常舒服的享受，背部肌肉的觸感是柔軟有彈性的。但一旦身體不舒服，不論是感冒、中暑或腸胃炎，背部肌肉的觸感是僵硬的，被捏脊時會感覺疼痛，特別越往上到兩肩胛骨之間時，疼痛感更強。

但是，由下到上多捏脊幾回後，疼痛感會消失，肌肉會慢慢恢復彈性，反應之快，只能用「神奇」來形容了。

大人可以透過背部刮痧調理中暑、肌肉僵硬以及膀胱經筋緊繃等症狀，而孩童不宜施力過重，不肯被刮痧，所以捏脊是最有效的調理方法。

捏脊的技巧不甚難，但是為小孩子捏脊之前，一定要找個大人練習，學會純熟的技巧之後才幫小孩捏脊，以免留給小孩不舒服的印象，往後小孩就不肯被捏脊了。

捏脊對大人有效嗎？有！而且效果也非常神奇。

很多大人第一次被捏脊時，肌肉的觸感非常僵硬，痛得哇哇叫。但是若能忍痛多捏脊幾回之後，痛感就明顯減退，全身也感覺舒暢許多。

按摩

因為受限於生活空間，現在的孩童活動量明顯不足，都會區的孩子更甚，這對孩子的健康和成長都不是好事。彌補之法除了上述的捏脊之外，可以徒手按摩孩子的一雙腳（先塗抹潤滑劑），只要輕輕的推揉，不僅能增進親子感情，更能促進孩子的氣血循環。有時在按摩過程中，會意外發現到孩子的身體某些部位疼痛，透過按摩就能及時調理，好處多多。

此外，雙手夾著孩子的手臂、下肢稍加施力搓揉，可以疏通經絡，強健筋骨，背部可用掌根按揉。

經常被按摩的孩子會比較不容易感冒、腸胃炎，即使生病了，也比較容易復原。

有一天，我的外孫寬寬上完直排輪回到家，向媽媽訴苦：「我的腳好痛！」媽媽直接回應他：「明天去婆婆家找婆婆就沒事啦！」

寬寬很滿意這個建議，忍耐了一個晚上，第二天來我家，跛著腳看到我就滿懷期待之情告訴我：「婆婆，我的腳會痛！」

我一看是右腳內踝關節扭傷。我們很有默契先禮後兵：「幾下？三十下嗎？」

「不要，十下就好。」

「那麼二十下最公平！」祖孫二人的討價還價依著以往的模式，乾脆俐落。

扭傷部位雖然是腳內踝關節，但其實踝關節以上的筋腱都緊繃疼痛了。按摩疼痛部位上方的筋腱，一次按摩二十下，對四歲多的孩子來說狠心了些。但這是培訓個性溫馴柔和的寬寬能更勇敢積極的機會，所以好為人師的外婆我，當然不放過難得的機會教育囉！

我一面按摩一面鼓勵安慰，寬寬忍著痛飆淚了。我說：「每個人痛的時候都會哭，這是正常的，但知道痛過會更健康，流眼淚也願意忍一下痛，這是聰明的。」

寬寬感情非常細膩，察言觀色的本能與生俱來，只要稍微受一點責備就淚崩不止。我和女兒常常商討如何幫助他克服天生的弱點，現在他進步很多了，相當坦然接受自己落淚的事實，於是我們進一步訓練他「以理化情」，管理自己的情緒。對四歲多的孩子來說，好難的一門課喔！但他真的不斷進步成長，令人好欣慰。

他愛弟弟鈞鈞的情感和言行舉止讓人動容。從孫子的身上，我不斷學習我為人母時期所沒有學到的功課。祖孫這樣的互動，比含飴弄孫更愉悅欣慰呢！

第二次按摩，寬寬要求只按十下，我答應了，他也克制自己忍痛不掉淚。兩次按摩過後，他走路完全恢復正常。

我說：「腳不痛了並不表示你的腳夠強健，不會再受傷，因為你受傷之前也沒有感覺腳痛啊！所以現在腳不痛了，你還要再按摩使你的腳更強健，強健到不容易受傷。」他點頭認同，於是我開始教他怎麼按摩。

四歲小孩學DIY按摩有什麼意義？在他經歷按摩的好處後，形塑他自我照顧身體的意識，幫助他能更積極勇敢而獨立，一生將受益無窮。

那一次以後，寬寬上直排輪時真的更勇敢了，不怕摔跤扭傷手腳了。

我說這個故事，是提醒、激勵父母們和孩子一起培養「照顧自己身體」的意識。學會釣魚吃的人永遠不怕沒魚可吃，學會照顧自己的身體，一生受用不盡。

照顧身體的方法多元不一，選擇親子都喜歡的方式才能持續見效。孩子喜歡的父母未必能參與，父母喜歡的孩子也不見得樂在其中。但至少找出一、兩項親子能同樂的健身養生方式，陪伴孩子健康快樂的成長，這可是投資家庭幸福健康的智舉啊！

感冒調理法

人為什麼會感冒？什麼樣的人容易感冒？感冒後如何快速恢復健康？為什麼有些身強體壯的人常感冒？而有些體弱多病的人反而很少感冒？

要探討這些問題的答案，得複習一下前面說的「裡應外合」效應（第59頁）。

我們都知道，風濕病人對天氣的變化特別敏感，快下雨前濕氣升高或起風時，他們的關節馬上感應到了，痠痛就開始發作了。

為什麼他們的關節有「氣象臺」的功能？因為他們體內的關節部位滯留著寒氣、濕氣，這些寒邪濕邪像窩藏在他們身體裡的「內賊」，一旦身體外面有寒氣、濕氣，這些「內賊」就蠢蠢欲動了。

感冒時特別怕風怕冷，有時穿得像包粽子一樣還會惡寒畏冷。還有中暑的人受不了高溫炎熱，只有待在冷氣房中才感覺舒服些。為什麼呢？都是「裡應外合」效應。

這種現象說明，**感冒、風濕病若要斷根，就要祛除體內的寒邪、風邪、濕邪**，現代醫療難以根治風濕病原因在此。而對感冒只會用藥卻沒有祛除風寒，所以小小的感冒可以拖延很久而不容易痊癒，且往往一病再病。

容易感冒的人，可能原因之一是先天體質弱，對氣候變化的適應力差，抵擋不住風寒濕氣等外邪的入侵。另一個原因是體內有風寒濕邪，「勾結」外在的風寒濕邪，裡外夾攻，所以往往一發難以收拾。很多強健的男士夏天猛吃冰，秋風一起就開始咳嗽，冬天一到就被感冒囚困了，就是因為體內風寒濕邪太重了。

了解感冒的前因後果之後，知己知彼，就不難預防感冒了。一旦感冒也知所應變，快速將它驅逐體外。

避免感冒不難，只要你：

1. 不「引狼入室」

因為夏天吃冰、吹冷氣過多、過冷，很容易囤積風寒濕邪於體內；而運動少、怕曬太陽、少流汗，難以排出體內的風寒濕邪。

2. 適度保暖禦寒，這樣可以預防感冒

一旦感冒了，更要注意保暖：戴帽子保護頭部不受風寒，戴口罩使吸進鼻腔的空氣溫暖些，圍圍巾保護頸部溫暖。

一般人感冒時會多穿衣服保暖，但若忽略上述的保暖措施，往往功虧一簣。唯有全身都保暖（特別是頭部與呼吸道的保暖），才能促進全身氣血循環好，提高體溫，防止寒邪長驅直入氣管、肺部。晚上睡覺時圍著圍巾保暖頸部，對緩解咳嗽和感冒痊癒幫助甚大。

3. 喝蜂膠

寒邪一旦入侵喉嚨、氣管，就會提供病菌滋生的條件與環境，很容易引起組織發炎，導致生痰咳嗽等症狀。

為防範未然，建議喝蜂膠殺菌消炎，避免生痰咳嗽。依孩子對蜂膠的接受度，可以斟酌稀釋濃度，或加少許蜂蜜調味。

4. 飲食溫熱

感冒後對風寒的免疫力降低很多，所以千萬不要飲食冰冷，即使是高營養價值的食物都要避免，以免再度「引狼入室」。

請謹記：提高體溫，促進氣血循環才能祛除風寒！

5. 祛除體內風寒濕邪

做些不太耗費體力的運動，適度活絡筋骨，暢通氣血循環，以提升身體防禦風寒濕邪的能力。

6. 不要勞累

當身體有恙時，自己會啟動修復機制，自動調節調度體內的元氣精力，集中火力對抗外敵內賊，所以病人會倍感疲憊，食慾也會變差些。此時需要透過更多的休息，以節省元氣精力去驅逐外敵、殲滅內賊，讓身體有足夠的能量快速恢復健康。

所以，適度的活動筋骨、暢通經絡是必要的，但不要過度活動到感覺疲累的程度，才容易恢復健康。

認識「流汗」

流汗是排毒反應，所以流汗是好的。這是一般人的普遍認知。事實上如何呢？說明之前先來看看兩個案例：

・案例一

我是一個容易擔憂的媽媽，我的孩子早晚容易流汗，總是常常滿頭大汗，不停的感冒咳嗽。個子瘦小不長肉，都大班了才17、18公斤，總感覺他的身體越來越差。

大概二年了吧！總是不停的生病，吃了好多的中藥與西藥都沒有好轉。上週醫生推測他今年冬天「可能會氣喘」，聽了我心好沉重。我想救我的孩子，請問我要怎樣做才可以不讓他氣喘？

這位媽媽的擔憂不是沒有道理的，她孩子的健康的確出了問題。問題出在哪裡呢？

體內的濕氣、寒氣太重，但因為沒有掌握正確的調理方向，導致孩子越來越虛，體表固攝不住體內的元氣，所以只要稍微動一下，元氣外洩，體液外流。看似流汗，其實流出來的不只是汗水，還有寶貴的健康元素。所以這樣的孩子經常會喊累，常常神態疲憊、體力不濟。

這種只要稍微動一下就汗水淋漓的症狀稱「自汗」。另一種不健康的出汗，是夜晚睡覺時突然發現孩子的枕頭濕了一片，衣服也濕透了。摸一下孩子的皮膚，涼涼黏黏的，讓人好不驚慌。叫醒孩子，汗水立刻止住了，這種叫「盜汗」。

不論自汗或盜汗，都是身體長期虛弱而沒有及時調養，致使健康日益惡化的現象。這樣的孩子通常怕冷、怕風，易感冒且不容易痊癒，食慾欠佳、體力差。

‧案例二

十年前旅居昆明時，一個朋友打電話給我：「簡老師，我朋友四歲的兒子已經吃了一個療程六個月的肺結核藥了，但是他咳嗽的症狀一直沒有改善，醫生還要他再吃一個療程的藥。我朋友不願意，因為孩子的病情完全沒改善，孩子一年來也都沒有長高長肉。他們憂心如焚，不知道該怎麼辦。可不可以請你幫幫忙？」

家長把孩子帶來了，臉色蒼白，個子小，不停咳嗽。

我按摩過他的一雙腳後，告訴他媽媽：「這孩子沒有罹患肺結核，但肝臟、腎臟和胃都因吃過多西藥而功能不好。他肺功能不好，白天、晚上都很容易流虛汗，沒有及時擦乾身體，因此一再著涼，咳嗽當然不會好。如此惡性循環，孩子的氣血越來越虛，當然不長高不長肉。」

這位在昆明做生意的溫州人母親，聽了我的說明後恍然大悟：「原來是這樣，我還奇怪呢！昆明的天氣這麼涼，他怎麼老是流汗流得背後濕答答的。」

按摩幾次以後，這男孩流汗的情形改善了。又一個多月後，孩子的氣色、精神也都大大改善了，媽媽喜孜孜的告訴我：「阿德長胖了！」

一般人都認為，流汗是一種排毒反應，所以以為流汗越多，排毒越徹底，是一種好現象。

事實如何呢？

通常身體藉著流汗代謝掉肌膚裡的廢物，這是一種良性反應。但是，流汗會不會也是一種非良性的反應呢？

「嚇出一身冷汗！」是許多人的經驗，這就不是排毒的良性反應了，而是要避免的現象。

驚嚇過度，不僅會嚇出一身冷汗，嚴重者還會「屁滾尿流」，甚至一命嗚呼，所以「嚇死了！」並不只是誇張用詞，它是真實存在的事件。

為什麼驚嚇過度會冒冷汗、屁滾尿流，甚至死亡？

人一旦死亡，就沒了「氣」了。那麼，嚇出一身冷汗、屁滾尿流是不是和「氣」也有關係？

答案是肯定的！

我們經常提到「氣血循環」一詞。血，看得見，容易懂；氣，摸不著，如何理解？讓我們用一個最簡單的體驗來理解「氣」。

閉口捏鼻幾秒鐘，我們就能深刻感覺到「空氣」的重要。沒了空氣，身體裡面那難以理解的「氣」在幾分鐘後跟著消失，接著，生命也結束了。

即使我們對中醫學經常提到的「氣」理解不夠深，但由此體驗約略可以了解它的重要性和影響力。

而「氣餒」、「氣虛」、「有氣無力」、「氣亂」、「氣結」、「氣逆」、「氣滯」、「氣鬱」、「氣陷」等我們耳熟能詳的詞語，更是人人都有過的經驗。

很多人一遇挫折就「氣餒」，提不起勁來。

體質差的人或大病初癒者，常常感覺「有氣無力」，異常疲憊，時時都像沒有充飽氣的球，這是「氣虛」所致。

有過這樣的經驗嗎？晚上入睡後不久，突然夢見自己滑了一跤而驚醒過來，然後馬上又睡著了。小孩子白天若玩過頭了，晚上常會從睡夢中突然哭醒過來。這是因為白天的情緒波動過大，導致體內出現「氣亂」現象，入睡後身體在「調氣」的過程中遭遇阻礙所致。

白天突然遭遇大衝擊，一時情緒大起或大落，出現呼吸急促或吸氣困難的現象，通常我們會藉著深呼吸緩和情緒，調整心情。這是藉著「調氣」使「氣亂」恢復「氣順」的過程。

與人一言不合，動了肝火生氣了，臉紅脖子粗，血壓馬上飆升，氣血往腦門上衝，有甚者因此腦溢血導致中風，這是「氣逆」，就像該順流而下的江水突然遇阻而向上逆流，往往造成禍害一般。

經常伏案工作的人，常感覺胸悶，起身時不知不覺會伸個懶腰，做個擴胸動作，這是因為「氣鬱」胸脇。這種「氣滯」現象，嚴重者會導致肝氣鬱結，若不處理，還有可能惡化成肝臟硬化、女性經血變少、閉經症狀。

聽過疝氣、脫肛、膀胱下墜、子宮下墜的案例嗎？

為什麼腹腔裡的器官會往下掉？因為「氣陷」。

我有一位抗癌多年的朋友，身體虛弱，有氣無力，下腹部大得像臨盆的產婦似的，因為腹腔裡的器官全都往下墜，上腹卻是扁扁的。

虛脫現象，以及人死後會「遺屎」，都是氣陷所致，差別的是輕重的不同。

說了這麼多之後，要言歸正傳了。

人體內的「氣」會分工合作，有負責「進出口」業務的「中氣」，部門設在「肺」

裡；有負責統管內政的「營氣」，全身都是它的轄區；有負責「保家衛國」的「衛氣」散布在體表，接受「肺」的指揮。

中醫從陰陽、氣血、寒熱、虛實各個角度和層面，去辨別身體的狀況和疾病的輕重，學問深奧，我才疏學淺，所知不多，所有論述或有用詞不當、所言不確切者，但大抵上來說，肺氣虛者，因應氣溫變化而調節毛細孔張合的功能不佳，常常稍微動一下就汗流不止，流出來的汗比較黏膩，流過汗後感覺特別虛，容易疲累。這是因為體表「腠理」的「固攝」功能差，讓元氣隨著汗水流失了，體力跟著變差了，毛細孔難以及時閉合，免疫力下降，一陣風吹來就感冒了。

上述兩個案例的症狀非常相像，差別在昆明的氣候乾燥，臺灣的氣候潮濕。若孩子的肺功能差，加上體內有排不出去的濕氣，雪上加霜，氣喘就跟著來了。

有何預防和補救之道？

1. 常常用加溫的遠紅外線刮痧按摩器輕輕按摩孩子的腳底，可以改善其體質，增強免疫力。加強按摩腳底前段的肺部、喉嚨、氣管反射區。

2. 常常用手按摩孩子的四肢，加強按摩手臂上的「肺經」部位。

3. 在孩子的背部，由尾椎往上「捏脊」至後頸骨頭突出處。

4. 遠離冰品冷飲。

5. 進入冷氣房之前，穿上薄長袖長褲，搓摩孩子的皮膚，確保毛細孔閉合。冷氣不要開得太冷。

6. 體力尚未恢復之前，稍稍減少運動量，以免流汗過多而傷元氣。

7. 調理孩子的腸胃，提升腸胃的消化、吸收功能，使身體更加健壯。

調理腸胃

如何調理腸胃？首先我們要知道，我們的五臟六腑各有各的功能，也各有各的「個性」。你知道脾胃喜歡溫暖而不喜歡寒涼嗎？這是攸關健康的重要知識，可是，絕大部分的人都不知道這個事實，以致於我們常常貪口腹之慾而吃喝冰飲和寒涼食物來虐待自己的腸胃而不自知。

中醫學說：「**腎為先天之本，脾為後天之本。**」影響健康的兩個因素，一是先天的體質，二是後天的調理。

先天體質的好壞承繼自父母而由不得我，但後天的調養卻是我可以掌握的。可見要不要調養身體而擁有健康是我的選擇、是自己的責任，結果也由自己承受。

身為父母的，都期望兒女能健康長大，愛他，先得學會如何使他如你所願的健康成長，教導他學習如何吃得更健康，如何照顧好腸胃而使它們為自己帶來健康。

民以食為天，吃對健康的重要自不在話下。但是怎麼吃有學問，不是吃得多、吃得有營養就一定健康。

前面提過，吃進肚腹裡的食物，除了講究它的營養、安全衛生之外，還講究它的溫度和屬性。現代人不愁吃，但令人憂心的是，大多數人以滿足口腹之慾為吃的第一優先考量，因為它能讓人立即「有感」，大多數人追求的是大快朵頤、暢快人心，至於該考量講究的卻擺一邊。健康靠自己維護，而很多病是吃出來的。

我認識的幾位年輕人，把冰當飯吃，冬天裹著厚厚的大衣，邊舔著冰淇淋邊打哆嗦而暢快自得。他們仗著先天體質好而大肆揮霍健康，卻不知因此埋下後患，為此吃盡苦頭，還遺害後代。他們的兒女一出生就罹患異位性皮膚炎、鼻子過敏，經常感冒咳嗽，甚至有被判定罹患「先天性哮喘」者。

你怎麼吃會影響你的健康，你的飲食習慣會改變你的體質，還會影響你肚腹中的胎兒和吃母乳的嬰兒。

餵母乳的媽媽都知道，自己的飲食要非常小心注意，因為你所吃的會「過奶」給嬰兒。那麼，媽媽的飲食會不會影響腹中的胎兒呢？慎思啊！

吃冰成習的女性，即使懷孕時少吃冰，生養的孩子往往體質偏涼，腸胃功能欠佳，氣色蒼白，食慾不好卻愛吃零食。

民以食為天，有得吃、吃得飽又吃得好是基本需求。但是，聰明的你一定要注意：我怎麼吃？我吃了些什麼？**健康是吃出來的，很多疾病也是吃出來的。**

照顧好自己的腸胃非常重要。腸胃要健康，除了講究飲食之外，適度運動以促進新陳代謝也非常重要。運動量不夠的孩子大都體力差，精神不濟。經常運動的孩子好吃、好睡、體力好，也比較快樂。

此外，還有哪些影響腸胃健康的重要因素？

情緒！

情緒對身心靈健康的影響層面和深遠程度，超乎我們的理解與想像！但是，在許多追求成就的父母心中，它的分量卻輕如塵埃！

健康快樂的人，有勇氣與潛能面對自己的人生；抑鬱不歡的人，連處理生活瑣事都疲乏無力。健康會追隨快樂的腳步前進，病痛卻愛躲在抑鬱的陰影下。

父母的言行舉止是兒女的典範，我們給不出我們所沒有的，兒女也不能憑空學會他的人生功課。所以，從父母做起，建立健康的生活習慣、飲食習慣，陪伴兒女快樂的成長，才是給兒女最大的祝福和禮物。

女人愛自己，從調養氣血開始

簡綉鈺老師寫給妳的健康使用手冊

作　　者／簡綉鈺
美術編輯／孤獨船長工作室
責任編輯／許典春
企畫選書人／賈俊國

總 編 輯／賈俊國
副總編輯／蘇士尹
編　　輯／高懿萩
行銷企畫／張莉滎・廖可筠 ・ 蕭羽猜

發 行 人／何飛鵬
出　　版／布克文化出版事業部
臺北市中山區民生東路二段 141 號 8 樓
電話：（02）2500-7008 傳真：（02）2502-7676
Email：sbooker.service@cite.com.tw
發　　行／英屬蓋曼群島商家庭傳媒股份有限公司城邦分公司
臺北市中山區民生東路二段 141 號 2 樓
書虫客服服務專線：（02）2500-7718；2500-7719
24 小時傳真專線：（02）2500-1990；2500-1991
劃撥帳號：19863813；戶名：書虫股份有限公司
讀者服務信箱：service@readingclub.com.tw
香港發行所／城邦（香港）出版集團有限公司
香港灣仔駱克道 193 號東超商業中心 1 樓
電話：+852-2508-6231 傳真：+852-2578-9337
Email：hkcite@biznetvigator.com
馬新發行所／城邦（馬新）出版集團 Cité (M) Sdn. Bhd.
41, Jalan Radin Anum, Bandar Baru Sri Petaling,
57000 Kuala Lumpur, Malaysia
電話：+603-9057-8822 傳真：+603-9057-6622
Email：cite@cite.com.my
印　　刷／卡樂彩色製版印刷有限公司
初　　版／ 2018 年（民 107）2 月
售　　價／ 300 元
I S B N／ 978-986-95891-9-2

城邦讀書花園 www.cite.com.tw 布克文化 WWW.SBOOKER.COM.TW